沖縄の精神医療

「ゼロ」から健康で幸福な明日へ

小椋 力 編著

沖縄の精神医療「ゼロ」から健康で幸福な明日へ　目次

第6章　沖縄における予防精神医療の歩み

はじめに

沖縄には、太平洋戦争前から他府県とは異なる歴史・文化・風土があった。そのうえわが国で唯一の地上戦により沖縄は焦土と化したほか、敗戦後27年間米軍の統治を受けた。これらのこともあって沖縄では文化人類学、民俗学はもとより、多くの分野で沖縄に関する研究が活発に行われ数多くの書籍が刊行されている。

沖縄における精神医療の歴史と現状も他府県とかなり異なる。例えば上記の面で異なるのみならず、さらに米国医療の影響、12年間でのべ82人の精神科医による支援（派遣医制度）など沖縄に特有な歴史がある。したがって沖縄と他府県の歴史と現状の差を明らかにすることは、沖縄のみならずわが国におけるこの領域の進展を思考するさいにも有益な情報を提供することになろう。

沖縄の精神医療の歴史に関する書籍は、「沖縄の医療」の一部[1]として書かれたものはあってもとても少ない[2]。関連団体の「記念誌」として刊行されたものはあるものの市販されていない[3]。

そこで、沖縄の精神医療の歴史と現状について、わが国のそれと対比させ、世界の動きにも注目しながら執筆し、「精神医学の知と技」シリーズの1巻として単行書「沖縄の精神医療」を医学書専門出版社「中山書店」から依頼され上梓した(4)(2015年)。全国の精神科医療関係者、とくに精神科医を対象していることもあって、本書は県内であまり読まれていなかった。そのうえ、引用した統計資料のほとんどは2012年までのもので、その後、現在まで約10年が経過したことになる。

本書は、精神医療関係者のみならず、医療関連の教育機関の教官・学生、一般県民など幅広い読者を対象とした。そのため先に紹介した拙著を一部改変し第1部としたほか、統計資料も入手できるものは可能な限り最新のものを取り入れるよう努めた。それに加えて、県内の精神医療関係団体等の代表者に、それぞれの立場から、ここ約10年間の歩みと課題を執筆していただき第2部とした。

本書がわが沖縄の精神医療・保健・福祉の発展と、健康で幸せであり、生きがいのある県民を目指して歩むことに貢献できることを執筆者を代表して願って止まない。

小椋 力

凡例

・年号は西暦を基本とした。
・数字の表記は洋数字を基本とした。
・人物の肩書きは執筆当時のものである。

第1部　沖縄の精神医療

小椋 力

第1章　沖縄県の概要

沖縄県は琉球列島の最南西端に位置し、その中で最西端の与那国島から台湾の島影が望見できる日がある。沖縄県八重山諸島の北方に位置する尖閣諸島は、わが国の領土として実行支配する地域であるが台湾と中国が領域権を主張しており係争地域となっている。本県の総面積は、東京都と神奈川県のそれとの中間に位置し、わが国の総国土面積の0・6％に相当する。この狭い県内に米軍施設の70・3％（2020年現在）が存在するとの厳しい現実がある。

本県の人口は約146万8千人（2021年10月現在）で、復帰時の約97万人（1972年）に比較し66・1％増加している。[1]

第1節　アジア・米国との係わりの深い歴史

沖縄本島南部の八重瀬町港川で1967年に発見された化石人骨は、年代測定の結果、約1万8000年前の現世人類であることが判明した。沖縄人の渡来については南進説、北進説などが論じられているものの結論は得られていない。[2]

沖縄は、12世紀に至り先史時代から農耕社会を基盤としたグスク（城）時代、歴史時代に入った（図1）。多い時には沖縄各地に２００以上ものグスクがあった。グスクの役割には多様性があり、城塞、聖域、集落跡などの説がある。石積の城壁が今でも残る今帰仁《なきじん》

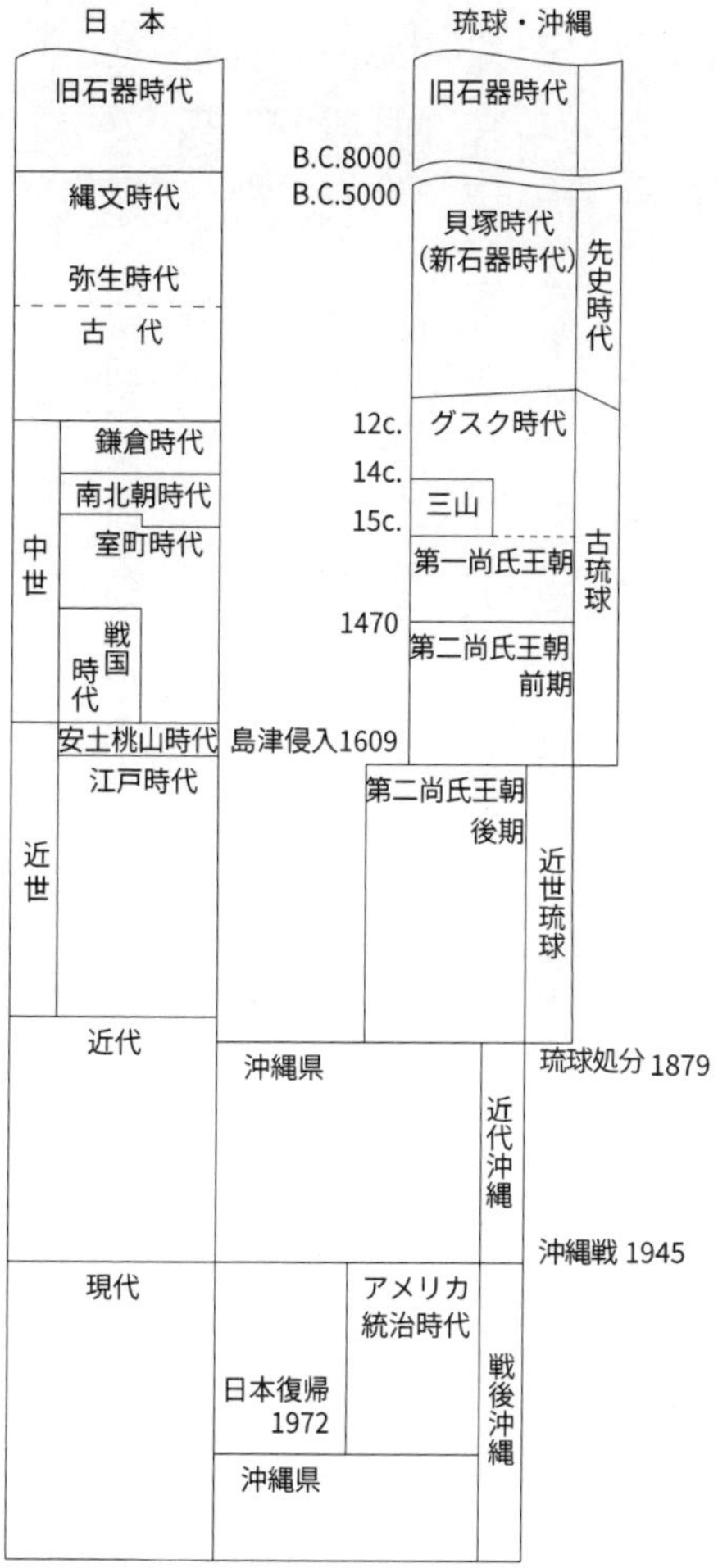

図1　琉球・沖縄および日本の時代対照図
（高良倉吉、1993、文献3より）

城、中城城《なかぐすく》などは有名である。この頃、地域の長として按司《あじ》（首長）が登場し、抗争の結果、沖縄本島では北山、中山、南山の３大勢力圏が形成された。[2][3] これら三山は、佐敷（現南城市）の豪商であった尚思紹《しょうししょう》、尚巴志《しょうはし》父子によって次々に滅ぼされ統一され、１４２９年（室町時代）琉球王朝が誕生した。

　琉球王朝は１４６９年（室町時代）、王朝内の実力者金丸らの勢力により倒され、翌年金丸は即位し尚円と称した。歴史上これまでの王朝は第一尚氏王朝（7代40年間）、その後を第二尚氏王朝（19代４１０年間）と分けられている。

　沖縄文化研究家外間守善法政大学名誉教授[2]によると、明国は朝貢《ちょうこう》をし冊封《さっぷう》体制を受け入れた国のみに交易を許すとの政策と、自国商人の自由な海外交易を禁止するとの海禁策をとったが、この二つの政策が琉球王国のアジア地域での交易を発展させる大きな要因となった。琉球では１４０４年（室町時代）に初めて「冊封」を受け、１８６６年（江戸時代）までの約４６０年間、この体制が続いた。この中国ネットワークを通して交易が行われ、琉球は経済のみならず文化面でもこの影響を受けた。しかし、日本の権力者たちに琉球の存在が意識されるようになり、薩摩は１６０９年（江戸時代）琉球王国を武力で制圧し江戸幕府による幕藩体制の枠内に組み入れた。

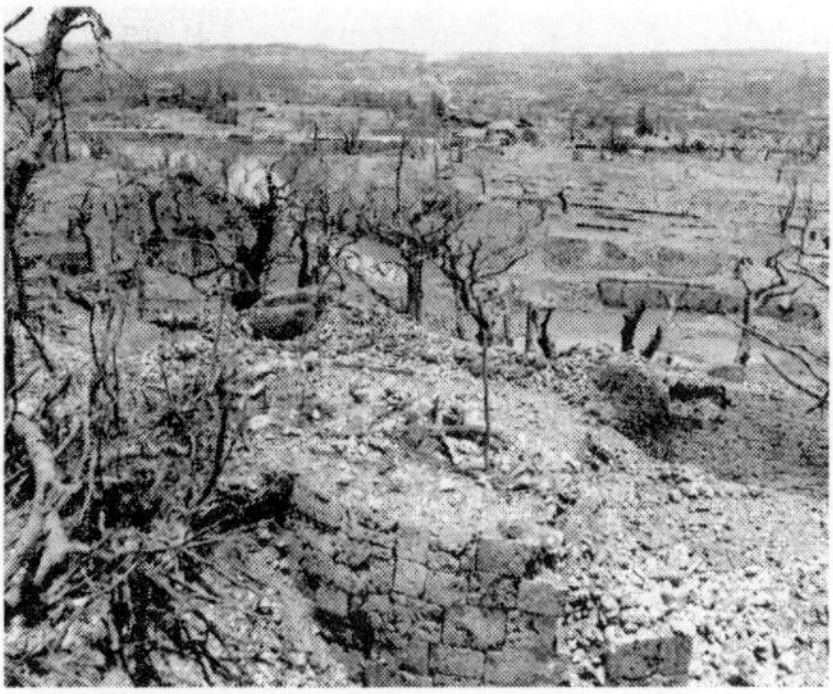

図2 沖縄戦で破壊された首里城の城壁（1945年5月、沖縄県立公文書館所蔵）

幕藩体制が崩壊し明治維新、廃藩置県（１８７１、明治４年）を迎えた。翌年、明治政府は琉球国を琉球藩とし国王を琉球藩主とする処置をとり、１８７９年琉球は沖縄県となった（琉球処分）。「琉球処分」とされる理由の一部は以下のごとくである。明治政府は、清国に対し西欧並みの最恵国条項と引き替えに、宮古と八重山を沖縄本島から切り離し中国に与えるとの分島案を提出した。清国は承認しなかったが、このことは日本の国益のためには沖縄は切り捨てることのできる存在であることを証明した。

沖縄戦は、太平洋戦争末期に沖縄本島およびその周辺の島々で展開された日米最後の戦闘で、日本の国土で戦われた唯一の地上戦であった（図２）。地上戦の前に以下の事件があった。１９４４年８月学童疎開船対馬丸が米潜水艦の攻撃を受け沈没した。この攻撃で学童825人を含む約17000人のうち、約15000人が犠牲となった。戦争犠牲者は、米軍約1万2500人、日本軍約9万人（約2万8000人の防衛隊員も含む）、住民10数万人、日本人捕虜約1万人であった。[4] ある米軍記者は、沖縄戦を「醜さの極致」と表現した。

第二次世界大戦は、1945年8月15日に終戦を迎え、1951年9月サンフランシスコ講和条約が調印され連合軍による日本占領は終結した。しかし沖縄では、1972年の本土復帰までの27年間、米軍の施政権下に置かれた。沖縄では、この調印の日は「屈辱の日」とされている。米軍の沖縄に対する基本姿勢は、沖縄を本土と切り離し軍事基地として永久に使用することであった。一方沖縄は、世界の平和維持・基地の完全撤去・日本への即時無条件復帰を強く願った。この間、朝鮮戦争・ベトナム戦争、国内では日米安保条約・日米新安保条約の締結、安保闘争などがあった。その後、日米安保協議委員会で基地の整理統合計画が了承され返還作業が進められているが、現在でも第5節で述べるごとき米軍施設が県内に存在している。

本土復帰から現在まで以下のことがあった。[5] 日本復帰（1972年）、沖縄振興開発計画の立案と実施（沖縄特別国民体育大会（若夏国体、1973年）、沖縄国際海洋博覧会（海洋博、1975年）など）、復帰20年事業（首里城復元、1992年）、戦後50年事業（「平和

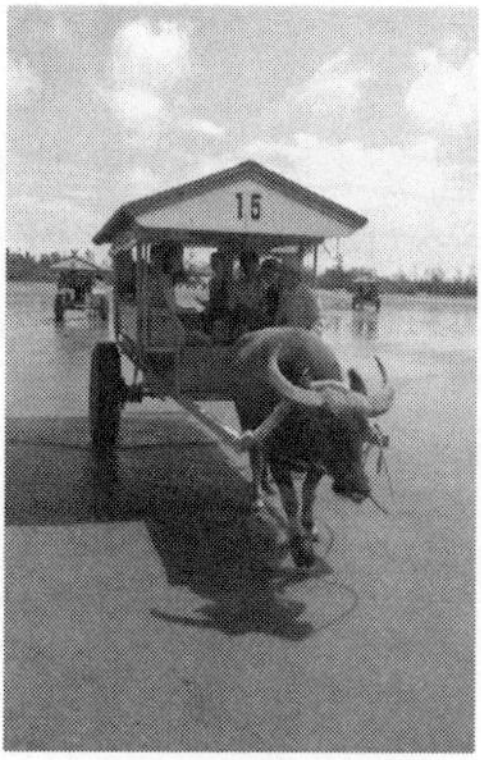

図3 西表島と由布島の浅瀬を渡る牛車。時の流れがゆったりと感じられる= 2005 年 10 月 16 日（沖縄タイムス社所蔵）

の礎」の除幕、1995年)、米兵による少女暴行事件（基地問題がクローズアップし8万5千人による県民総決起大会、1995年)、初の県民投票（1996年)、普天間代替地「埋め立て」で日米合意（2002年)、米軍大型ヘリが沖縄国際大学に墜落炎上（2004年)、オスプレイ配備に反対する県民大会（10万3000人参加、2012年）などであった。

第2節　豊かで温暖な風土と県民性

気候は年中温暖湿潤で典型的な亜熱帯地域である。沖縄には輝く太陽、青い空、紺碧の海、珊瑚礁、白砂、そして年間を通して色鮮やかに咲く美しい花々など素晴らしい自然があり、観光地としての人気は高い（図3)。

県民性に関するNHK全国調査（1979年）によ

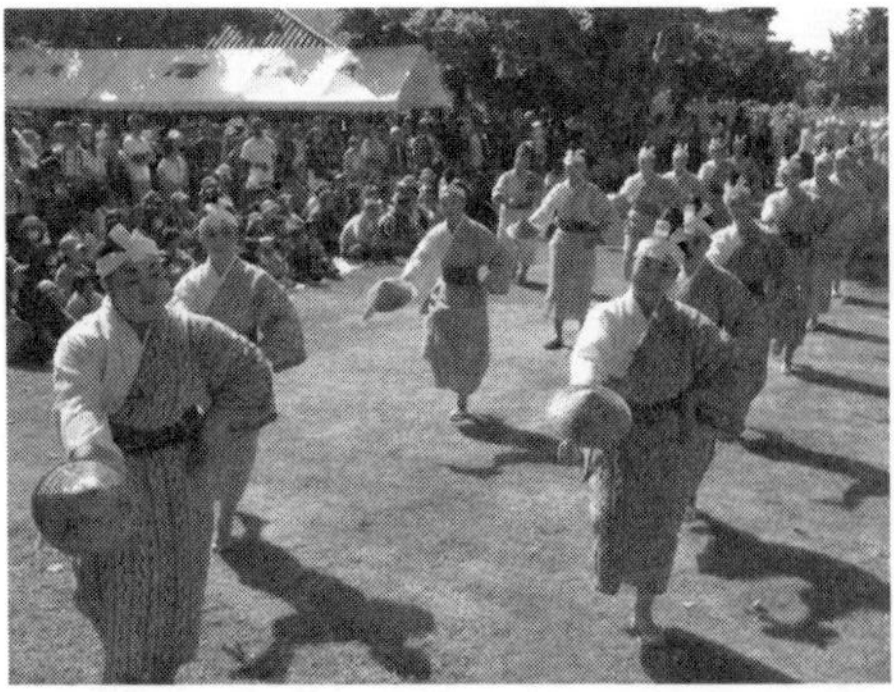

図4 重要無形民俗文化財・竹富島の種子取祭。種子取は種おろしの行事で島外に出た者もこの日ばかりは島に帰ってくる=2016年11月4日（沖縄タイムス社所蔵）

ると、沖縄県民は県人意識が最も高い。[6] 人間関係では、親戚付き合いが非常に多く、門中に支えられた血縁関係の強い絆が見られる。差別的感情に対して強く反発する傾向がある。「男は女より優れている」は、全国で最も低い。沖縄の文化と県民の行動・意識を評して「やさしさ」を指摘する人が多い。この「やさしさ」は、しばしば「素朴」「純朴」あるいは「人情味」などとも形容され、さらにまた哀惜の念を込めて「愚直」などとも表現されている。県民性に関するＮＨＫの意識調査は、約35年前に実施された。その後、政治・経済などあらゆる分野で本土化が進み、県民性の特徴は薄れる傾向にあるものの現在も生きていると思う。

第３節　国際色豊かな独特の文化

沖縄には数多くの独特の文化がある（図４、５）。県下

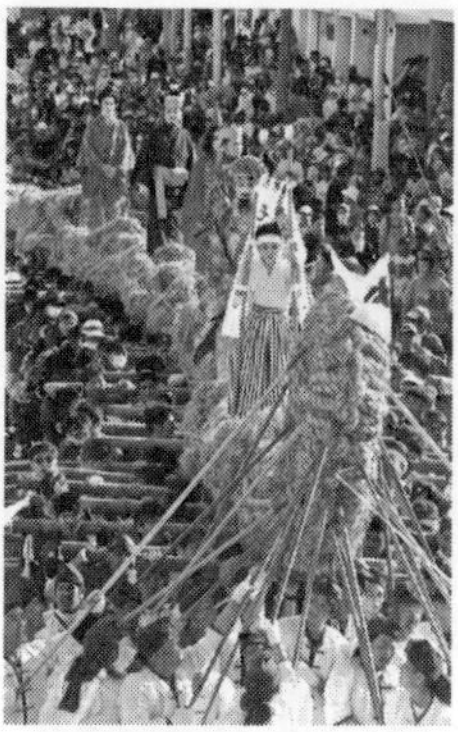

図5 与那原町の大綱曳。沖縄三大綱引きの一つ。龍を思わせる100メートル近い大綱が街中を練り歩く与那原町の真夏の伝統行事=2023年9月1日（沖縄タイムス社所蔵）

で使われている伝統的な言語を琉球諸語といい母音の変化に特徴がある。(7) 沖縄文学には呪祷《じゅとう》文学、叙事文学などがある。「おもろさうし」は、「おもろ」を集めた祭式歌謡集であり万葉集に例えられる大作である。(8) 琉球芸能は、沖縄地方に伝わる芸能の総称で古典芸能・民俗芸能・大衆芸能に大別される。古典芸能の領域では「人間国宝」が誕生している。

　琉球工芸には、琉球陶器・琉球漆器・琉球織物、沖縄の伝統的な染物である紅型《びんがた》、ガラス工芸などがある。琉球料理・琉球菓子・泡盛も沖縄独特の文化である。空手は、沖縄起源の拳法であり沖縄古来の武術とされる「手」に中国拳法が加わったとされている。空手は約１６０カ国に普及し愛好者は４千万人とされている。「芸能」から「空手」までの具体的内容は、沖縄民俗辞典(9)を参照してほしい。

第４節　沖縄の米軍基地

米軍専用施設の総面積は約18万6973千㎡で全国の70・3％に相当する。[10] 在沖米軍人数（２０１１年６月）は約２万５９００人で、そのうち海兵隊約１万５４００人、空軍約６７００人、海軍約２２００人、陸軍約１６００人である。軍属（軍人でなく軍に所属する文官など）は約２０００人、家族は約１万９４００人である。軍人、軍属、家族の総数は約４万７３００人となる。２０１１年６月以後の資料は、２０２３年５月時点で公表されていない。

米軍による事件・事故の内容と件数は、２０２０年の１年間で70件であった。そのうち不時着10件を含む航空機関連が15件、次いで原野火災16件、廃油等の流出による水域等の汚染２件などであった。米軍構成員等による犯罪件数は、２０２０年の１年間で39件であった。窃盗犯がもっとも多く13件、粗暴犯10件、風俗犯１件、凶悪犯２件などであった。１９９５年９月米兵による少女暴行事件が発生した。米軍による被害は上記のほかに軍用機の爆音、民間航空路への圧迫、地域振興・街づくりに支障を及ぼすなど数多くの被害・支障がある。現在でも、約80年前に投下された不発爆弾の処理が実施されている。

米軍基地に係る環境汚染のうち、近年とくに問題となっているのがダイオキシン、ＰＣ

B、タール状物質、重金属による汚染のほかに、最近ではとくに基地から流出したフッ素系界面活性剤（PFOS、PFOA）汚染が注目されている。

基地関係収入のうち軍関係の受取額は2018年現在、2454億円で、そのうち軍用地料（在沖米軍に提供されている土地の使用料）は873億円でもっとも多く、次いで軍雇用者所得は534億円、その他160億円で、これらを合わせた米軍基地からの要素所得は1569億円であった[⑩]。軍関係受け取り額の県民総所得に占める割合の経年変化をみると、本土復帰後の1972年で15・5％であったが、年々低下し2018年では5・1％となっている。

国内の米軍施設の7割が沖縄に集中するいびつな状況に加え、近年では中国に対抗するための軍事力を高める「南西シフト」で自衛隊の増強が急速に進んでいる。1972年10月に陸上自衛隊那覇駐屯地、2016年3月与那国駐屯地、2019年3月宮古島駐屯地、2023年3月石垣駐屯地がそれぞれ開設された。有事の際には沖縄が標的になるのではないかとの不安が住民の間でみられる。

第5節　おわりに―平和で自立した沖縄への希求

沖縄戦は、琉球・沖縄の長い歴史の中で最も悲惨な出来事であった。基地のない平和で自立した沖縄を県民は強く望んでいる。これを実現するにはまず基地の整理縮小であり、地位協定の改定である。この作業は日米間の外交問題であり国の専権事項であるが、それと同時に米国以外の近隣諸国との多面的な総合安全保障体制の構築が必要であろう。

平和で自立した沖縄を築くために県・県民が実行可能なことがある。それは先に述べた沖縄の持つ長所・利点を、それぞれの立場で明確に意識し、最大限に活用することであろう。すなわち①沖縄の温暖で美しい自然、②人情豊かな県民性、③沖縄独特の文化、④東アジア・アジア諸国との地理的・文化的近接性、⑤琉球王朝時代とくに交易時代に示されたインターナショナルな精神・コミュニケーション能力・エネルギー、⑥世界のウチナーンチュ（沖縄人）ネットワークなどが指摘できよう。

第2章　沖縄県の医療

第1節　戦前の医療―漢方医学の導入と西洋医学への移行

琉球で初めて医療を行ったのは山崎守三医師だとされている。山崎医師は、琉球王の御典医となるなど琉球の医学・医療のために貢献した(1)。

那覇市生まれの高嶺徳明は中国・福州に渡り医師黄會友から秘書を授けられ帰国し、1689年（第二尚氏王朝、江戸時代）、当時10歳の尚益（琉球王尚貞の孫）に補唇術を施し治癒させた。徳明の手術が全身麻酔下で実施されたのであれば、華岡青洲の全身麻酔に先立つこと百余年前のことになる。

沖縄の医師仲地紀仁は、1848年（第二尚氏王朝、江戸時代）キリスト教布教のため琉球に来た英国人ベッテルハイム Bettelheim B J 博士と、国禁を犯して波上海岸（那覇市）近くの洞窟内で接触し、牛痘種痘法を伝授された。従来の人痘種痘鼻乾法を一歩進めた牛痘種痘法を本土より2年も早く完成し沖縄の痘禍を防止した。

琉球藩は1879（明治12）年沖縄県となった。この時点で日本医師免許証を有する者はいなかったので、漢方医73人が沖縄県限定で日本医師免許証を与えられた。医師養成のため1885年沖縄県医院（後に県病院）に附属医学講習所が設置され、1912年の廃校まで148人が医師試験に合格した。[2][3] 戦前に精神科はなく精神科医もいなかった。

第2節　米軍統治下の医療から本土復帰

沖縄の米国海軍軍政府は、上陸後から直ちに避難民の保護管理、治療などを行った。戦時中、各地に設置された150〜160カ所の診療所は、1946年に総合病院3、地区病院5、各市町村ごとに1〜3診療所の3群に統合整理された。[4]

人材育成に関して軍政府は、卒業後、軍政府の指示する職場で働くことを条件に学資は軍政府が負担する契約学生制度を1949年からスタートさせた。[5] 対象となった医学生は計120人であった。1953年から日本政府が肩代わりし、公費琉球学生（後に国費琉球学生、さらに国費沖縄学生と改称）制度として継続され1961年まで続いた。自費琉球学生制度が1955年スタートした。この制度は、学費の援助は行わないが選考は公費琉球学生と同一で、沖縄だけの競争試験に合格すれば、本土の国立大学の枠外定員として入学が許可される制度であった。

琉球政府立中部病院の卒後研修事業における指導医は、ハワイ大学医学部の医師で教授クラスの専門医であり、マンツーマンで指導しプライマリケアを重視した。このこともあって中部病院の機能はレベルアップし、24時間・年中無休の救急診療の実施、保健所・精神病院等の関係機関とのネットワークの形成などが可能となった[6]。インターン修了生は1973年度まで58人を数えた。中部病院でのすぐれた卒後研修制度は現在でも継続されている。

第3節　地域を重視した駐在保健婦と医介輔の果たした役割

戦後における保健婦の養成は、連合軍総司令部（GHQ）から軍政府公衆衛生部に赴任した看護顧問ワニタ・ワータワース女史とジョセフィン・ケーザー女史によって開始された[7]。彼女らの強力な指導の下に公衆衛生看護婦（Pubric Health Nurse, 公看）の地域駐在制度が確立した。住民の日常生活に密着した援助と公平なサービスを提供するため地域駐在制が重視された。そして「公看」が行うべき処置の基準（Standing Orders）が具体的に示された。結核・性病予防対策、離島医療対策などの強化とともに「公看」の数は増え、1968年には168人となった。本土復帰とともに「公看」は保健婦と改められた。保健婦の地域駐在制は他府県にないユニークな制度として高く評価された。しかし、老人保

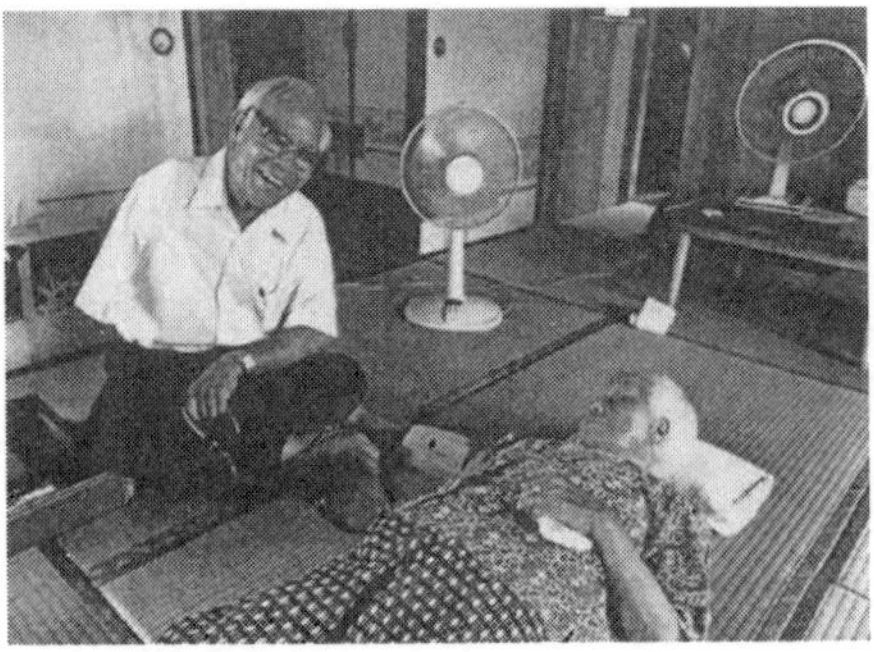

図6 医介輔の往診後の語らい
1998年、竹富島
親盛長明『ある医介輔の記録』（南山舎、2010年、聖教新聞社提供）

健法の制定により1997年には約50年間続いた制度は幕を閉じた。

地域駐在保健婦の活動について、当時の県福祉保健部平良健康部長は次のごとく評している。[8] 保健婦活動のノウハウは、発展途上国のプライマリヘルスケアに期待され、国際協力事業の一環としてペルー、ソロモン、ボリビア国等からの研修生をJICA（国際協力機構）を通して受け入れた。一方ソロモン、ボリビア国へ経験豊かな保健婦を派遣し、母子保健の向上を図ることを中心に看護教育、保健推進員等の組織育成などに奮闘した。それぞれの国で高い評価を受けた。

介輔制度は、戦後の医師不足を補うために設けられた制度で、介輔は業務上制限付の医療従事者であり沖縄においてのみ認められていた。[9] 戦前、医師の裁量のもとに簡単な医療行為を代診していた者、日本軍の衛生兵などは、医師助手としてその活動が認められていた。1951年の時点で介輔は、沖縄本島74人、八重山19人、宮古3人、奄美30人で計126人であった。現在、介輔はいない（図6）。

第4節　琉球大学医学部の設置と果たした役割

琉球大学に保健学部が1968年に設置された。1981年4月医学部医学科の設置にともない保健学部は医学部保健学科に、保健学部附属病院は医学部附属病院となった。医学部医学科第1期生（定員100人）を1981年4月に受け入れた。2023年3月現在、保健学科は第51期、医学科は第37期の学生を送り出し、卒業生の総数は保健学科で2944人、医学科で3724人であった。

第5節　沖縄県医師会の果たした役割

沖縄県医師会は1907年に設立された。しかし沖縄戦で同医師会は消滅した。1951年沖縄群島医師会が設立され、1953年沖縄医師会となり、本土復帰とともに沖縄県医師会と名称が変更され現在に至っている[10]。沖縄医学会は、1911年医学・医療の進展を目的に県下の医師が参加して設立されたが、大戦のため活動は中断された。戦後復活し、1972年沖縄県医師会医学会となり現在に至っている。[11] 沖縄県医師会の歴史は長く、沖縄県の医療に対する多大の貢献があった。とくに、県内に医科大学、医学部が設置されていない期間が長かったので、その間医育機関的な役割を果たしていた。会員数は2023年2月現在で2420人である。

第6節　本土復帰から現在まで―現在の医療状況

本土復帰から現在までの医療の歴史をみると、基本的には既に述べた「米軍統治下の医療から本土復帰に向けて」の延長線上にある。現在の医療状況を「国民衛生の動向―2022~2023」の資料[12]をもとに全国のそれと比較しながら述べる。

医療従事者のうち医師数は3775人で、人口10万対257・2人であり全国の256・6人とほぼ同数となった。保健師は819人、助産師536人、看護師1万6861人、準看護師3524人であり、人口10万対の数は示されていないが、人口比から概算するといずれの職種でも全国平均と同数かそれを上まわっている。医療施設数を人口10万対比でみると、病院は6・1（全国6・5、以下括弧内に全国の値）で全国とあまり差はないが、一般診療所は60・6（81・3）、歯科診療所は41・4（53・8）でいずれも少ない。

主要疾患別死亡率（人口万対）をみると、悪性新生物は男性：153・0（165・3）、女性：86・2（87・7）、高血圧を除く心疾患は男性：61・5（65・4）、女性：30・5（34・2）、脳血管性疾患は男性38・1（37・8）、女性17・5（21・0）、肺炎は男性：33・3（38・3）、女性14・0（15・8）、不慮の事故は男性19・9（19・3）、女性6・2（8・0）とほとんどの死因で全国と比べ低い。

いっぽう肝疾患は男性18・7（9・8）、女性6・0（3・5）で男女とも全国でもっとも高い。自殺は男性28・6（23・0）、女性8・5（8・9）で、男性の場合、秋田、山形、島根の各県に次いで全国4位の高さとなっている。

問題は男女とも、とくに男性において肝疾患による死亡が全国でもっとも高いこと、とくに男性において自殺率が高いことである。これらの対策が喫緊の課題である。

第7節　おわりに―質が高く南に開かれた国際性豊かな医療を求めて

廃墟の中から産声を上げた沖縄の医療は、約70年後の現在、先に述べた統計値が示すごとく全国平均に達するのみならず、一部では追い越すことができた。特に感染症対策・救急医療体制・プライマリケアの充実は、米国の影響が大きい。医療の質をさらに高めるには、まず医療関係者の卒前・卒後教育の充実が不可欠である。医師の卒後臨床研修必修化制度が開始された２００４年には県内で３グループの研修プロジェクトがスタートした。これらに参加した研修医は県外も含め合計で１４０人であり、この数の多さは全国的に注目された。

国際性については、沖縄県人高嶺徳明・仲地紀仁の業績を先に述べた。琉球大学医学部の基本理念は、「南に開かれた国際性豊かな医学部」であり、諸外国との学術共同研究などが活発に行われている。駐在保健婦の南米地域における支援は特筆に値する国際協力である。国際性豊かな医学・医療の展開は、諸種の観点から沖縄県は有利でありさらなる進展が期待されている。

「世界長寿地域宣言」がＷＨＯ中嶋宏事務総長により１９９５年沖縄において出された。余談になるが中嶋宏氏は精神科医であり旧知の間柄だったので、本宣言の仲介役を果たしたがかなり苦労した。平均寿命が全国でもっとも長いとの記録はしばらく続いたもののその後順位を落とした。そこで、県を中心に「健康長寿沖縄復活」プロジェクトを立ち上げ県民を巻き込んだ活動が開始されている。この復活事業は、疾病の予防、早期発見・早期対応そのものであり、その成果は県民個人の健康の維持増進に役立つのみならず、生産性の向上、財政上の負担の軽減など益することは計り知れない。そして何より県民の自信と誇りを取れ戻せることになる。苦労を伴うが健康長寿沖縄を復活させたいものだ。

第3章　沖縄の民俗信仰とシャマニズム

第1節　沖縄の宗教界

沖縄の宗教界ではカミンチュ（神人、祭人）とユタ（シャマン）の役割が大きいと、アメリカ人類学者リーブラ Lebra W P は長期間にわたる沖縄での調査をもとに述べている。(1)カミンチュとは、沖縄本島を中心に村落祭祀を担当する神役の総称であり、民俗学者植松明石氏（2008年）によると、カミンチュは琉球王国の編成が進む過程で旧来の民俗宗教が再編された祝女《ノロ》制度のもとで公的地位が与えられたと考えられるとしている。(2)祝女制度は、琉球処分（1879、明治12年）により組織は解体したが、一部地域で伝承されている。

第2節　沖縄におけるシャマニズムとユタ

シャマニズムとは、広辞苑（2007年）によるとシャマンを媒介とした霊的存在との交渉を中心とする宗教様式。極北・シベリア・中央アジア・北米の先住民に一般的で、類似の現象は南アジア・東南アジア・オセアニアなどにも見られる。中国・朝鮮・日本では巫術《ふじゅつ》・巫俗《ふぞく》等の名で知られる。

ユタ（巫女《ふじょ》）とは、神がかりなどの状態で神霊や死霊など超自然的な存在と直接的に接触・交流し、この過程で霊的能力を得て託宣などを行う呪術・宗教的職能者である。[3] ユタの具体的行為は、運勢判断、事業・商売の成功・不成功、結婚の相性などの判断、建築の風水見、旅行の安全祈願、病気・不幸の原因判断と除去などである。

佐々木雄司琉球大学教授らは、「ユタの現況」を調べるため沖縄県の各地に駐在する全保健婦を対象にしたアンケート調査を実施した。[4] ①予想外に26％の男性ユタがいた、②居住地を人口比でみると離島に多い傾向はあるが全県下でみられた、③ユタで生計を立てている者は31％、④依頼者の数は一日当たり6人以内が37％で多く、⑤謝礼はユタ宅の場合3千円、出張した場合1～3万円が多かった。その後のユタの現状に関する調査報告は、筆者の知る限り見出せなかった。

第3節　ユタの成巫過程とカミダーリ症候群

ユタになるまでの個人史はおよそ以下のごとき場合が多い。まずユタが備えるべき条件としてサーダカウマリ（高い霊力を持って生まれること、生まれた人）は必須のようである。サーダカウマリの者が、後に夫婦や家族間の不和、家族との死別、経済的破綻、生活苦など一種の危機的、個人的苦悩を経験した時、カミダーリ状態（症候群）となりユタへの第一歩が始まる。

カミダーリ状態における独特の神憑り体験としては、「夢見」の形をとる幻視、神の声を聞く幻聴、妄想などがあり、この時期は急性精神病状態ともいえる。カミダーリ体験をした後、各地のユタヌヤー（巫家）を回ってハンジ（判示）を受けたり、祈願の指導を受け、各地の拝所にウグワン（御願）を立てて回るうちに、周りからもユタ扱いされ、巫業を頼まれるようになり一人前のユタへと育っていく。

第4節　ユタと精神医療

ユタの利用に関する調査結果[5][6][7]によると、ユタを利用した者は統合失調症圏内の患者家族81人のうち64人（79・0％）、精神科病院入院患者96人中53人（55・2％）、一般市民764人中495人（64・8％）であり、ユタは精神科領域のみならず一般県民にも深く根を下ろしているといえる。統合失調症圏の患者ならびに家族がユタから受けた託宣内容は、42人中「サーダカ生まれである」13人（30・9％）、「患者自身の先祖と関係している」8人（19・0％）、「カミダーリ状態である」、「ウガン（御願）不足である」各5人などであった。医療に関する指示について、64人中「医療を受ける必要はない」14人（21・9％）、「医療とユタの両方が必要」10人（15・6％）、「特別な指示なし」40人（62・5％）であった。

民族信仰・治療と現代医療との関係は単純ではないが、このことに関連して症例が報告されている。[8] カミダーリを経験した後、①現在、巫業に従事している42歳女性、②ユタになりきれず入院となった40歳女性（反応性か内因性も疑われる）、③28歳女性躁うつ病、④30歳女性脳腫瘍の4症例である。ユタと精神医療は現在でも共存しているといえよう。

第5節　おわりに―シャマンから学ぶ

シャマニズムは、これまで滅びつつある信仰形態とみなされてきたが、現在では沖縄を含め世界各地で復活していると文化人類学者塩月亮子（2012年）は述べている。[9]

ユタは、人々を惑わす者として迫害された歴史がある。現在では公式の取り締まり法はないもののユタより科学的思考を持つ者によるカウンセリングが望ましいとのユタ否定論がある。一方で精神科医下地明友ら（1990年）は、シャマンは「意味」を職業的に供給する者であり、患者にとっては「風土におけるストーリーの回復」をもたらすとしている。高江洲義英ら（1998年）は、癒しをもたらすユタやカミダーリの意義を指摘し民俗医療との共存を探っている[10]。シャマニズムと現代精神医学の比較を表で示した[11]（表1）。

精神医療関係者はシャマンから学ぶことがあると思う。①ユタ依頼者の経済的負担は少なくないが依頼者は跡を絶たない。②ユタは依頼された災難について、その原因をストーリーの中で見いだし告げ解決法を具体的に示している。③筆者の経験ではユタが依頼者に対する時、その表情・態度は真剣そのもので依頼者の苦しみを真に共感しているように見えた。④普段着で気軽にユタの家を訪れることが出来る接近性の良さがある。⑤表1に示すごとく事例性への感度は高く、疾患の発症・再発に対して早期に対応できる。

問題点も少なくない。例えば、医療が必要であるにもかかわらず、その必要性はないと告げ医療の開始が遅れた事例が数々ある。医療・治療薬の負の部分を強調して取り上げ、医療不信を助長することも少なくない。沖縄では昔から「ユタ半分・医者半分」との言葉がある。最終的にはユタ依頼者である住民がユタと医療をどう使い分けるかが重要で、そのためには県民に対する教育が欠かせまい。

表1　両治療システムの対照比較

	シャーマニズム (kaminess)	現代精神医学 (disease)
事例性への感度（閾値）	鈍い（高い）	鋭い（低い）
住民の心理的距離	近い	遠い
生活世界との関係	連続性	非連続性
原因の説明・帰属	超自然的 Why 歴史関連的 外在化	自然的 How 機能関連的 内在化
治療の場	地域中心 開放的 親族の関与	施設中心 拘束的 親族からの分離
治療法	心的 意味的 関係の修復	心身的 技術的 疾患の除去
agent 間の関係，役割	非組織的 付随的	組織的 専門的
相手システムへの態度	容認	黙認
文化との関係	culture-bound	culture-free（?）

（大橋英寿『沖縄シャーマニズムの心理社会学的研究』1998、文献11より）

第4章　沖縄の精神医療の歴史と現状

第1節　欧米・わが国における精神医療史の概略

欧米の歴史

古代ギリシャでは、ヒポクラテスとその学派は精神障害を病気として扱った。[1] 15～17世紀に至るルネッサンス期は、精神障害が魔女狩りの犠牲者として迫害を受ける受難の時代であった。17～18世紀のヨーロッパでは社会的要請から精神科病院が多く設置された。入院者の中には精神障害者のみならず、犯罪者、浮浪者なども含まれており、それは監禁収容のための巨大な施設であった。治療は拘束と頭から冷水をかける潅水療法、回転器で振り回す回転療法などショックを与えるものが主であった。

フランス革命（江戸時代）下の1794年頃、フランスの精神医学者で近代精神医学の創始者とされているピネル Pinel P は、ビセートル病院で永年鎖に繋がれていた精神障害者を解放した。[2] このことは精神医学史上、新しい時代を画す象徴的な行動として後世に影響を与えた。コノリー Conolly J は病院環境を改善し非拘束主義を提唱した。彼らの努力と関係者の協力もあって精神医療は徐々に進展した。

精神医療・精神保健サービスの歴史を3期に分けることができるとロンドン大学キングスカレッジ精神医学研究所ソーニクロフト Thornicroft G 教授らは述べている[3]（次ページ表2）。第1期（1880～1950年）では、精神病院の建設・精神病床数の増加があり治療より収容が優先された。第2期（1950～1980年）では、精神病床数は減少し有効な治療法は誕生するが、実際に退院できた患者はごく少数であった。第3期（1980年以降）では、精神病院から小規模施設への流れがあり、スタッフの活動はコミュニティに根ざすようになり、患者を管理することと自立することとのバランスを図る方向に変化したとしている。国によって異なるが、現在のところ欧米先進諸国では第3期に入っている国が多くなっている。

わが国の歴史

京都癲狂院《てんきょういん》がわが国で初めての精神科病院とし1875（明治8）年に開設された。1879年に始まった相馬事件により精神障害者に対する社会的関心が高まり、癲狂院に代わって精神病院の名称が使われるようになった。

精神病者監護法が1900年公布されたが、私宅監置が法的に認められるなど治安的な

表2　精神保健サービスの歴史における3つの時期の特色

第1期 （1880年～1950年）	第2期 （1950年～1980年）	第3期 （1980年以降）
精神病院の建設	精神病院が放置される	精神病院から小規模施設へ
精神病床数の増加	精神病床数の減少	病床数減少のペースが低下
家族の役割が低下	家族の役割が見直されはじめる	家族の重要性が再認識される（世話役・保証人・圧力団体として）
大規模施設への公共投資が進む	精神保健サービスへの公共投資が途絶える	治療やケアに民間が参入する一方、公的機関では費用対効果改善やコスト削減が進む
スタッフは医師と看護師のみ	臨床心理士、作業療法士、ソーシャルワーカーの分野が発展 有効な治療法が誕生し、治療効果の評価や診断の標準化が始まる 個人・集団心理療法が発展	スタッフはよりコミュニティに根ざすようになり、多職種協働が重視される 薬物療法、心理療法、社会的支援に関して「科学的根拠に基づいた」精神医学が登場
治療より収容が優先	薬物療法による管理と社会的リハビリテーションが中心 しかし実際に退院できた患者はごく少数	患者を管理することと患者が自立することのバランスを図る方向に変化

（ソーニクロフト・Gほか著／岡崎祐士ほか監訳『精神保健サービス実践ガイド』2012、文献3より）

色彩が濃い法律であった。呉秀三東京帝国大学教授らは、1917年私宅監置者について全国一斉調査を実施し報告した。その一部を紹介したい。[4]「全国およそ14～15万の精神病者中、約13万から14万5千人の同胞は実に聖代の医学の恩恵にあずからず、国家及び社会は彼らを破れた履物のように放棄していささかも顧みていないと言うべきである。現在の状況と欧米の文明国の精神病者に対する国家・公共の制度や、施設の整頓・完備とを比べると、実に雲泥の差だと言わざるを得ない。わが国10何万の精神病者は、実にこの病を受けた不幸の他に、この国に生まれた不幸をも二重に背負わされていると言うべきである」。最後の文章は、その後の精神医療界に大きなインパクトを与えた。

精神病院法が1919年施行された。この法律によって精神障害者に対する公共の責任として公的精神病院を設置する考え方が初めて明らかにされた。この法案の制定には先に述べた呉教授らの強力な支援があった。第二次世界大戦により多くの精神病院は廃院・休院となった。病床数は、1940年の約2万5000床から終戦時には約4000床に激減した。精神障害者に対する保護は、とくに戦時中に行われず多くの犠牲者が出た。

精神衛生法が1950年に精神障害者の医療・保護を目的として制定された。監置制度は廃止され、都道府県に精神病院の設置を内務大臣は命ずることができるとしたが、代用精神病院として公私立精神病院も認められた。その後、精神病院の普及を図るため、非営利法人による精神病院の設置・運営経費に対しても国庫補助が認められた。その後、精神病院が急増した。しかし医療関係者の不足から、医療法の特別措置として他科に比し少ない人員配置で病院運営が可能な状態となった。

ライシャワー事件（ライシャワー駐日アメリカ大使が統合失調症の少年に刺されて負傷した事件）が1964年に発生し収容政策が一段と進み、精神病院の新設がさらに続いた。それとともに精神科病棟に入院中の患者に対する人権侵害事件が多発した。1969年WHOのクラーク Clark D H 顧問が来日し厚生省に対しベッド数の削減、人権の尊重などについて勧告した。しかしその後も宇都宮病院事件（医師・看護師等の医療従事者が不足する中で、無資格者による診察やレントゲン撮影が行われたり、看護助手らによる暴行により患者が死亡した事件）などの人権侵害事件が続いたので、法の改正を求める声が国の内外から強くなった。

精神保健法が1987年に成立し、権利等の告知制度、精神医療審査会制度などが導入された。障害者基本法が1993年に成立し精神障害者が障害者基本法の対象として明確に位置づけられた。1995年「精神保健福祉法」に改正され福祉対策が強化された。

障害者自立支援法が2006年に施行された。この法律によって精神障害も他の障害と同一の福祉制度に統合されることになり、福祉の視点から大きな転換であった。2013年に「障害者総合支援法」が施行された。2014年4月から精神疾患はがん、脳卒中、急性心筋梗塞、糖尿病とともに5大疾患に加えられ医療計画に反映されることになった。

以上のごとく法改正は次々に行われ改善点は少なくない。しかしこれらは、人権擁護、福祉に重点を置いた流れであり、先進国の中では異常に多い精神病床数、極端に長い平均在院日数には目に見える変化はない。表2に示した「精神保健サービスの歴史的段階表」でみると、第3期に属する面はあるが、第2期に留まっている面も少なくないと思われる。

第2節　沖縄における戦前の精神医療―民間療法と監置

民間療法

民間療法的行事・行為は、少なくなりつつあるが現在でも多くの地域でみられる。石敢當《いしがんとう》は路傍に立てられ「石敢當」と刻された石である。四辻の角や道の突き当たりにはヤナムン（妖怪）が多いとされ、この石が魔除けの力を持つと信じられている。シーサー（獅子）は獅子像で、瓦葺きの屋根の上には必ずシーサーを乗せた。これも魔除けである。門の両側に獅子を置くのは最近からである。

ウグワンブスク（御願不足）とは祖先への供養や、すべきことを怠ったことをいう。病人が出るとウグワンブスクといって霊を鎮めるために屋敷内、部落内の御嶽（村落祭祀の中核となる聖地）を回って拝んでいる。マブイグミとは、身体から遊離した霊魂（マブイ）を身体に収納するための儀礼である。[5] 子どもに元気がなかったり、食欲がなかったり、驚いてボーッとしているとマブイを落としたといってマブイを呼び戻す御願をしている。

薬草は県民に今でも親しまれている。[6]「沖縄民俗薬用動植物誌」には、植物として「ウコン」など128種類、動物として「ヤギ」など37種類、その他として黒砂糖など45種類を取り上げ、その効用、使用法が述べられている。[7] 明治時代以前のわが国における精神科施設として次の類型が示されている。[8] ①水治療施設、②漢方治療型寺院、③読経的治療施設、④漢方医による癲狂治療専門施設（19世紀から）である。これらの施設で行われた行為は、沖縄県内でも実施された可能性はあろうが、記録として残されているものは見出せなかった。

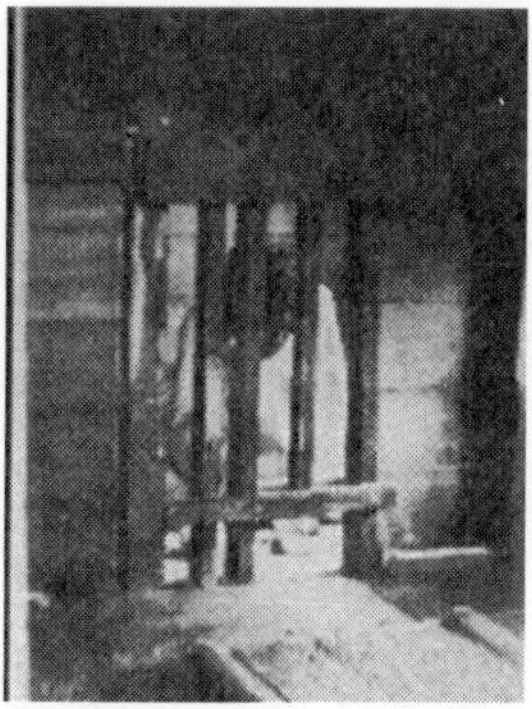

図7 私宅監置
那覇市上間（『長寿のあしあと―沖縄県長寿の検証記録 1995』1996年所収）

監置

沖縄県における監置者は、県の統計資料によると最も古いもので1924年43人、その後年々増え続け1935年には123人とピークに達し、その後は減少し1941年には115人、翌年には98人であった。[9]その後の公式記録は現在のところ見出せない。監置者として届け出されたが、監置・収容の必要がないと判断された精神障害者の数が統計資料として残されている。[10]1924年305人、1928年481人、1942年774人と増加した。監置者と非該当とされた者の合計は、1938年時点で688人であり当時の人口59万2494人の1・16%に相当する。これらの患者が県の行政で把握されていたことになる。監置の状況を図7で示した。

県内で監置されている患者の生活状況について岡庭

武医師は報告している。[11] 私宅監置は全島で58人発見された。女子や老人の場合、木小屋、台所の一隅、または一部屋に格子や板を張って監置室にしたものが多い。なかには丸太を組み合わせた家畜か野獣を入れるようなもの、また畳3分の2くらいの狭い一室に膝を曲げてうずくまっている女子患者もあった。監置状況は劣悪で、このような状況は戦前でも同様だったのだろう。監置された精神障害者は、放置されるか民間療法を受けていたのであろうとしている。監置状況に関する報告は県内外に大きな衝撃を与えた。

第3節　米軍による西洋医学の導入—戦中・戦争直後（1945年）

沖縄の米国海軍政府は終戦を待たず避難民の保護管理、疾病の治療などを行った。この頃の状況を、後に宮崎県精神衛生センター所長に就任した清水純一精神科医の証言が次のように伝えている。[12]

清水医師は1944年6月召集を受け硫黄島で野戦病院に勤務した。部隊は降伏しグアム島に到着した。ハギンズ Huggins 大尉らから次のことを依頼された。沖縄の戦闘で軍民一体となった抵抗にあい止むなく無差別砲撃をしたため民間人に相当の死傷者が出た様子だ。しかしいくら救護を呼びかけても応じてくれず、全くアメリカ軍の助けを求めない。

気の毒というより人道上の問題であり、戦闘に関係のない民間人を助けると思って協力してもらえないかとの話であった。戦争中の1945年6月中旬沖縄本島に上陸し、6月27日民間人の救助を目的とした病院（アメリカ軍政府G—6—54病院）を開設した。

看護婦代わりに現地の娘さん達が集められ手伝うようになった。そこへ姫百合部隊（筆者注：正式名称は「ひめゆり学徒隊」で、沖縄師範学校女子部・沖縄県立第一高等女学校から動員された生徒・教師たちで構成）の生き残り20人が手伝いを志願してきた。これらの娘さんは、自決した同級生に対し自決しきれなかった自分達を恥じ深く詫びている様子で、彼女らは誰もが嫌がる精神病棟の不潔な患者の始末を進んで引き受け、きびきびと動き私たちは感動に胸がつまる思いだった。

宜野座海軍病院（G—6—59病院）は1945年に設置された。この総合病院で調査を実施した米軍精神科医モロニー Moloney JC の報告がある。[13] 精神疾患患者たちは目的もなく彷徨し放心状態にあった。なかには夜間に動く者は撃てと命じられている衛兵たちによって射殺された者も多かった。130人の患者の中で新しいタイプの精神疾患は発見されなかった。患者たちはグループA（戦争による精神疾患を持つ者）、グループB（戦前から慢性的に患っている者）、グループC（鍵のかかった監房に監禁される必要のある者）に分けられ、AとCグループの患者達は積極的な心理療法を受けていた。この精神科施設が、翌1946年に設置された沖縄民政府立宜野座病院精神科病棟の前身であった。

第4節　沖縄における精神医療の黎明期―戦後から15年間（1945～1960年）

宜野座病院精神科設置

沖縄民政府は、1946年宜野座地区病院に精神科病棟（定床20床）を設置した。上与那原朝常琉球病院元病院長によると、病棟は焼け残った民家の建物をベニヤ板で仕切ったもので、6畳に2～3人収容する粗末な病棟であり、治療は米国製インシュリンを用いたショック療法が唯一の治療であった[14]（図8）。主任の精神科医は島常雄医師であった。

琉球政府立琉球精神病院の設置

結核療養所（金武保養院）が1948年金武村（現金武町）に新設され、翌年、療養所内に米軍兵舎を改造した沖縄民政府立沖縄精神病院（定員50床）が設置された。医療スタッフは宜野座地区病院から移籍した。1952年琉球政府の樹立とともに琉球政府立琉球精神病院と改称され、1954年老朽化した病院は現在地に新築移転された。新病院の定床

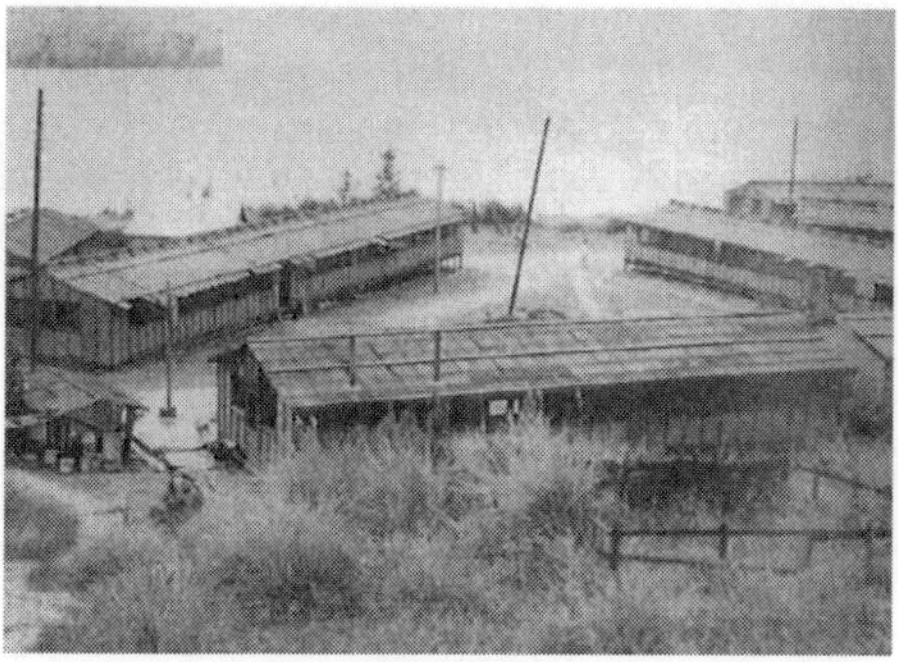

図8 琉球政府立琉球精神病院 1952年、現在の国立病院機構琉球病院の前身（『国立療養所琉球病院創立40年記念誌』1990年）

は70床で院長は引き続き島常雄医師であった[14]。

琉球精神病院総婦長を務めていた島仲花枝看護師の証言を紹介したい[15]。「私は沖縄在の米陸軍病院に四カ月間研修の機会があり、一般科と精神科を研修することが出来た。精神科のナースは、陸病では更に専門教育を受けた人達で、高く評価されているとの事でびっくりした。沖縄では、精神科病院に勤めているってネー、あんたたちおかしくならないネーと、何時もひやかされていたので、所かわれば品かわると不思議に思った。・・・作業、レクの物品を購入してもらおうと再度社会局へ請求に出かけた。そしたら、フリムン（筆者注：精神障害者）が碁をうつのか、三味線をひくのか、あんたもパーになったかと嘲笑され二の句がつげなかった。私も負けてはおられず捺印してくれるまでは帰るわけにはいかないと居座り戦法をとった。往復二十四里の道のりをわざわざ来たのだから、そのまま帰るわけにはいかないと頑張った。にこにこして座っている私にやはりおかしいのかなあという顔をしてみていた」

自由開業制による私立精神病院の誕生

医師の自由開業が1951年に認められ、島常雄琉球精神病院院長は同年島医院（定床15床）を開院した。これは民間による精神病床開設の第1号であった。1958年田崎邦男琉球病院院長は那覇市で田崎医院（20床）、翌年、田頭政佐医師が那覇市で医院（翌年に20床を置く）、平良賀計医師も那覇市で天久台精神神経科医院（30床）をそれぞれ開設した。3医師とも沖縄出身で、田崎医師は満州医大を卒業した後、ガリオア奨学金を得てニューヨーク州立病院で、田頭医師は東京都立松沢病院で、平良医師は慶応大学精神科でそれぞれ精神医学を学んだ。

以上のごとく、戦後の精神医療状況は困難であったが、官・民の関係者の尽力により本格的な精神医療がスタートしたことになり、まさに沖縄における精神医療の黎明といえよう。

第５節「本土並み」をめざして熱く燃えた時代―黎明期から本土復帰（１９６０〜１９７２）

沖縄県精神衛生協会の果たした役割

協会設立の胎動について神山茂市事務局長は次のごとく述べている。[16] 琉球政府立琉球病院で治療を受けている患者の家族は、病院の現状、政府の施策に不満を抱いていた。そこで有志が話し合い「お互いが後援会をつくって少しでも病院を援助していこうではないか」ということになり、上与那原院長を相談相手に後援会結成の呼びかけが１９５８年７月に始まった。

沖縄社会福祉協議会の平安常敏事務局長の熱意と南方同胞援護会の努力により、本土におけるお年玉年賀はがきの売り上げ分配金が沖縄の民間福祉施設にも分配できるよう規則の改正がされた。病院開設の可能性が高まったことになる。そこで先の後援会づくりに動き出していた障害者を持つ家族の山川文雄（歯科医）、林清国（琉球生命支店長）、仲本文明（沖縄タイムス部長）ら有志は、病院の後援会づくりから民間団体の組織づくりに動き出した。

琉球精神障害者援護協会が１９５８年12月設立された。初代会長に屋良朝苗沖縄教職員会会長（後に琉球政府主席）、副会長に伊豆見元俊琉球政府社会局局長、専務理事兼事務局

長に山川文雄設立発起人代表がそれぞれ就任した。後に神山茂市理事は初代協会事務局長に就任した。したがって本協会は、琉球政府の行う精神衛生事業を支援する協力団体として発足したことになる。1961年1月沖縄精神衛生協会に改称され、同年4月本協会は沖縄精和病院（精神病床100床）を開設した（図9）。神山事務局長は病院事務局長を兼務した。

精和病院の設置ならびに協会の発展に貢献した神山茂市事務局長の人柄について述べた平安常敏精和病院院長の文章があり、タイトルは「M・Kという男」である。[17]「M・Kという男、実に奇抜である。彼は仕事の鬼である。仕事以外には何の趣味ももたない。ひたすら仕事ばかりである。彼は人を選ばなかった。郵政省の偉い役人が来た日に、早く帰って金を送れとどなっていた。彼は権威と力を恐れない。不幸な者のために闘いとらんとする不滅の闘志が、彼の五体の中に脈打っている。その縁の下の力はここに輝かしい精和病院を誕生させた。文字通り寝食を忘れたこの男のために僕は何かしら強くゆすぶられている」

本協会は、1965年8月平安座島における精神障害者の実態調査[18]、同年11月に第1回沖縄精神衛生大会の開催、1969年1月沖縄精神衛生相談所の開設、併設メンタルクリ

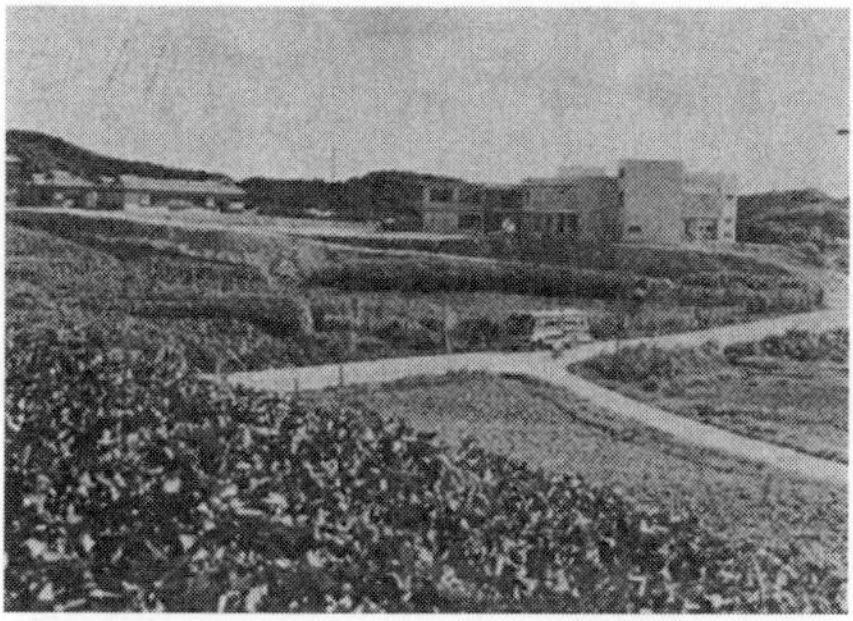

図9 沖縄精和病院全景（1961年5月）
現在の沖縄県立精和病院の前身（『沖縄県精神衛生協会 15 年のあゆみ』1974 年）

ニック業務開始、名護保健所内に精神衛生臨時クリニックの開設などの活動を実施した。そのほか本島はじめ離島における精神障害者の巡回無料診療、医療相談の実施、講演会・座談会の開催、医療費の援助なども実施した。

本土復帰にともない、1974年相談所は県に移管され県立精神衛生センターとなり、現在の沖縄県立総合精神保健福祉センターに発展している。沖縄精和病院も県立精和病院となり現在に至っている。「精神衛生大会」の開催、機関誌「精神衛生」の発行は現在も継続されている。

琉球精神衛生法の誕生

わが国の精神衛生法は1950（昭和25）年に制定されたが、本県では同法は適用されていなかった。そこで沖縄県精神衛生協会関係者などの間で新法を制定する動きが生まれ発議書が出された。その主旨の一部は次のようであった。[19]「現在琉球においては戦前の法律である精神病者監護法によって精神障害者を取り扱っているが、・・・・発病後の事後対策にとどまり、予防措置について何ら関心を示していない。基本的人権を尊重しつつ、適切な医療保護をなすとともに、広く住民を対象として精神衛生に関する各種の指導をなし、精神障害者の発生防止につとめることによって、住民の精神的健康と福祉向上をはかるため本立法案を発議する」であった。

新法は1960年に制定されたが、発症予防の必要性は認識されていたものの、法律の内容はわが国の「本土法」と殆ど同一であり、発議書の理念が十分に生かされなかった。「本土法」と異なる点は、医療費の公費負担制度であった。しかし財政的裏付けが不十分なこともあって、その目的は十分に果たせなかった。

精神衛生実態調査の意義

琉球政府厚生局は、本土政府の援助の下に標記調査を実施することを決定し、厚生省公衆衛生局精神衛生課と密接な連絡をとりながら準備を進めた。本調査の方針は、1963年厚生省が実施した全国精神衛生実態調査とほぼ同様の方法で実施することにより、両者の比較が可能な内容とすることであった。

調査は1966年11月1日現在の時点で行われ調査客体は1155世帯、世帯人員は5127人であった[20]。調査の結果、精神症状が認められ精神障害と診断された者は132人で、過去にはあったが現在は認められないと判定された者9人であった。これらの結果から推計される有病率は人口千対25・7で（次ページ表3）、これを全沖縄の人口数93万4176人を用いて比推計すると2万4060人（標準誤差率12・6％）の精神障害者がいることになる。そのうち約3800（最小値：2500、最大値：5000）人は入院を要すると推計された。本土調査では有病率は人口千対12・9なので、沖縄の精神障害有病率は本土の約2倍に相当するとされた。

診断別に見ると、表3のごとく全体に本土調査に比較して有病率は高いが、とくに統合失調症で目立った。地域別に見ると離島地域で高かった。社会的経済的背景との関係を見ると、世帯員1人あたりの支出金額が低いほど有病率は高くなっており、精神障害と経済的貧困との関係が認められた。精神障害者の処遇については、7割以上の者が治療も指導も受けていなかった。問題点をあえて指摘すれば、中川四郎団長も述べているごとく沖縄における標本数が若干少ないこと、沖縄には保健婦駐在制度があり地域住民の健康状態の把握が良好だと思われるので抽出率が高く有病率を押し上げている可能性がある。日常の

表3　人口千対有病率でみた診断別精神障害有病率（%）

調査地域	全精神疾患	全精神病	精神分裂病	躁うつ病	てんかん	脳器質性精神障害	その他の精神病
沖縄県内調査（1966年）	25.7（100）	15.4（59.8）	8.2（31.8）	0.4（1.5）	2.9（11.4）	3.1（12.1）	0.8（3.0）
他府県内調査（1963年）	12.9（100）	5.9（46.1）	2.3（17.8）	0.2（1.6）	1.0（8.1）	2.2（16.7）	0.2（1.9）

調査地域	精神薄弱	その他の疾患	中毒性精神障害	精神病質	神経症	その他
沖縄県内調査（1966年）	4.7（18.2）	5.7（22.0）	1.4（5.3）	0.6（2.3）	2.5（9.8）	1.2（4.5）
他府県内調査（1963年）	4.2（32.3）	2.8（21.6）	0.7（5.5）	0.5（4.2）	1.1（8.4）	0.5（3.5）

（『1966年沖縄の精神衛生実態調査報告書』1969、文献20より）

臨床経験から精神障害者は少なくないが、2倍も多いとの印象はない。調査が実施されてから50年近くなる。現時点での実態調査が望まれている。

本調査には多少の問題があるにもかかわらず、各方面に大きなインパクトを与えた。本土の2倍の精神障害者がおり、その7割以上が治療を受けていない「悲惨」な状況であることが、沖縄から本土政府に対する各種の要請に使われ、心情的に同情を呼んだ。いっぽう放置すれば重大事件が発生するのではとの社会不安を生むことにもなった。その結果、沖縄県の精神医療費（事項予算額）は、本調査前の1965年度で約8000万円、10年後の1975年には約20億と約25倍に増え、精神病床の急速な増床と連動した。ちなみに現在（2012年度）では約88億円に至っている。[21]

派遣医制度と日本精神神経学会の果たした役割

日本政府は、本土に比較して遅れている沖縄の医療を支援するため医師を派遣することにし、精神科に関しては1964（昭和39）年1月第一陣として武蔵療養所岡庭武医師を琉球病院に派遣した。この制度は1975年3月まで12年間続き、のべ82人が県内で精神医療に従事した。島成郎医師は4回派遣されており最も多かった。勤務期間は6カ月、一部は3カ月であった。

秋元波留夫武蔵療養所長は、1966年12月沖縄の精神科医療事情を視察し、沖縄の精神科医療を支援すべく懇談会の開催を働きかけられた。懇談会が発展し1967年、日本精神神経学会に沖縄精神科医療協力委員会（「委員会」と略す）が設置された。秋元委員長ほか、委員として臺弘、江副勉、大熊輝雄氏などわが国の精神医学・医療界のそうそうたるメンバーによる豪華な陣容であった。筆者は琉球大学に赴任する前、大熊輝雄理事長時代に参事として理事会に出席するなど本学会に係わっていた。

「沖縄精神科医療の発展のための意見—特に本土復帰にそなえて」が秋元委員長名で出され、琉球政府、日本政府等に提出された。調査資料をもとに数値を示しながら現状と改善策が具体的に示された[22]。その一部を紹介したい。「現在の病床数は163床で本土と比較して少ない。精神病床数の公私比率を沖縄精神審議会は50：50としているが、本土の比は15：85である。今日、本土が直面している精神科医療の体質的欠陥の一つは、それが主として私的病床に依存せざるを得ぬよう方向づけた国の精神衛生施策の貧困に由来しているといえる。沖縄が本土の轍を踏まぬようにすることが何より重要である。そのためにも那覇地区に国立精神病院を設置すべきである。総合病院については、おそらく近い将来、すべての総合病院が精神科を持つようになるであろうが、沖縄でも充実させるべきである」。

「委員会」は1971年9月の理事会で解散し、11月の理事会で新陣容のもとに沖縄精神科医療委員会として発足した。この頃の状況は「委員会」（高橋良・西園昌久両担当理事）の報告[23]で詳しく述べられている。

派遣医からの生の声が報告された。岡庭武医師は次のごとく述べている[24]。「派遣医が見たものは、膨大な軍事基地の下に呻吟《しんぎん》する琉球政府の行政であり、産業、教育、福祉等沖縄県民の生活全般のひずみであって、なかでも精神科医療については、本土に比べ約50年遅滞している状況であった。さらに沖縄と沖縄を切り離して繁栄を誇る本土との断絶であり、戦後長い間沖縄についての多くの誤解、無関心に満ちている本土の我々自身への憤りであった。しかし同時に沖縄は、敗戦時の原点に立ち返って、我々の日常生活の流れに埋没してしまったかにみえる、本土の政治、人間性、人権の意味について強い反省を求めた」。

立津政順熊本大学元教授（沖縄県出身）の以下のメッセージでこの項を終えたい[25]。「沖縄の精神科医療の将来を心配した学会関係の方から、優れた面は残し、さらに発展させ、本土における悪い面は取り入れず、進歩的な医療が発展するようにと、いろいろ指導・助言がなされた。しかし、現在の行政や日本の医療制度の仕組みの中で、これらの提言どおりの進展を見なかったことも多い。しかし、それはそれとして、派遣医、委員会、学会員各位の沖縄精神科医療への協力に対する親身になっての熱意と積極性は、深い感銘を受けることがしばしばあった。沖縄の、あるいは日本の医療史に特記されるべきことであろう」

琉球大学保健学部の設置

琉球大学保健学部は1968年に設置され、1970年琉球政府立那覇病院は琉球大学附属病院となった。精神衛生学教室の初代教授は鈴木淳医師、第2代は辰沼利彦教授、第3代は佐々木雄司教授であった。附属病院精神科には、鈴木淳教授、吉川武彦教授のほか、一ノ瀬尚道、佐久川肇医師などが勤務した。上記の精神科専門医は診療、卒前・卒後教育に従事するほか、精神保健・医療関係者、行政などに対する指導・助言を行った。さらに学会・学術雑誌などで沖縄における精神医療・保健の現状を積極的に報告し、県内のみならずわが国の関係者に大きなインパクトを与えた。第4代教授は石津宏医師であった。

私立精神病院の新設と増床

精神病院の不足が実態調査により裏付けられるとともに、黎明期に設置された20～30床の医院は病院となり増床を続けた。さらに1967年宮古病院に精神科(50床)が設置され、1970年新垣病院（109床)、久田病院（72床)、1972年玉木病院（87床）が新たに開院した。その結果、本土復帰の1972年には、全病床数は2218床となった。この時点で人口千対の病床数は2・3で全国平均の2・4とほぼ同一のレベルに達した。(26) 公私の比は33%対67%であった。

新垣病院を開設した新垣元武院長の「証言」の一部を紹介したい。「精神科医としての一通りの過程を終え、昭和39年10月末に帰郷し11月下旬から琉球精神病院に勤務した。沖縄県の精神科病床数は857床にしか過ぎないのに入院を要するものは3000人はいると推定されていたので、精神病床の増設は焦眉の急を要することであり、精神障害者の家族は勿論のこと精神衛生活動に関心のある人なら誰でも、もっと病院を設置しなくてはと考えたものでした。昭和45年4月に109床で病院を開設し、数カ月で満床となりその年の暮れには二期工事に着手し、翌年には総病床数は223床となりました」と述べている。

第6節　精神病床の急増と地域精神医療の萌芽―本土復帰から約20年間（1972〜1990年）

本土復帰後の1973年から1990年までの約20年間に新設された精神病床を有する精神科医療施設は13施設で、そのうち公立は県立八重山病院（50床）、琉球大学医学部附属病院（25床）のみで、その他は医療法人か個人が経営主体であった。この間、既設の施設は増床したので1990年6月の時点で精神病床は5548床となり、人口千人対病床数は45・4床で、全国の29・1床を大きく上まわった。その後の施設の新設はなかったものの増床は続いた[26]。1999年の5748床をピークにその後、減少傾向がみられる。

平和病院を1987年に開設した小渡敬院長のメッセージの一部を紹介したい。「明治時代に旧精神病者監護法が作られ、現在はその流れをくむ精神衛生法に基づいてわが国の精神医療は行われています。これらの法律は社会防衛的な色彩が強いため、古くから精神病院は閉鎖的で暗く、社会から隔離された空間でした。・・・当院ではこのような現状を熟慮し、新しい医療を模索したいと考えています。それには精神疾患をよく知り、患者を十分に理解して患者がくつろげる治療環境を作り上げなければなりません。・・・絶えず努力し、前向きの医療を行うべきと考えております。このような理念に基づいて、地域にとけ込める病院を作り上げて行きたいと考えています」と述べている。

開院式で筆者は、テープカットに参加し祝辞を述べさせていただいた。五月晴れのさわやかな天候に恵まれ、父君が国会議員のこともあって参加者は多く、華やかな開院式であった。精神医療の世界的な流れ、精神医療のあるべき方向などについて理解していたつもりであったが、精神病床の増加の意味することについてあまり深く考えていなかった。

専門病棟設置の動きが始まった。アルコール専門治療病棟（50床）が、１９８８年糸満晴明病院に設置された。開棟記念式典における稲冨洋明院長の挨拶の一部を紹介したい。「医学の進歩は高齢化社会を作り出し、一方科学・文化・経済の発展、社会構造の複雑化等は、飲酒人口の増大をもたらし、アルコール依存症の問題が大きくクローズアップされて参りました。・・・・この立派な建物に負けないように職員全員一致団結して魂を入れ、地域医療に全力投球を行う所存でございます」と述べている。この病棟が県内における専門病棟設置の第1号であった。

第7節　琉球大学医学部精神神経科学講座の設置とその意義

琉球大学保健学部は、１９８１年４月医学部に改組され医学科が設置され、１９８５年

4月精神神経科学講座が開設された。教授に筆者が、助教授に奥村幸夫医師が就任した。教授はその後、近藤毅、助教授は國元憲文、平松謙一、三原一雄（准教授）と交代した。

医学科卒業生2709人（2014年3月現在）に講義、臨床実習などを通して卒前教育を実施したほか、卒後教育として大学院学生、研修医などを教育した。琉球大学附属病院精神科神経科で卒後教育を受けた医師（主として精神科医）は、2008年3月の時点で約130人であり、大半は県内で活躍している。

医師に対する卒前・卒後教育のほか、附属病院での診療、研究、学会活動、地域に対する支援などを実施し、本県における精神医療・保健の進展に貢献した。とくに精神科医の確保と診療の質の向上に果たした役割は大きい。

第8節　廃墟から立ち上がった沖縄における精神医療の現状

本節は沖縄精神医療の現状を「沖縄県における精神保健福祉の現状―平成24年」「精神保健福祉資料―平成24年度6月30日調査の概要」「精神保健福祉白書―2014年版」などをもとに、全国のそれと比較しながら述べる。(26, 27, 28) 数値は平成24年6月30日現在のもので、それ以外は年月を記入した。数値の一部は筆者が百分率などを計算して書き加えた。

医療施設―病院・診療所

精神病床を有する医療施設は25〔公立：6（24％）、私立：19（76％）〕施設であった。精神科診療所と総合病院などで精神科外来を有する施設は56〔公立：6（11％）、私立：50（89％）〕施設であり、医療施設は計81〔公立：12（15％）、私立：69（85％）〕施設であった。施設設置の年次推移を図10（次ページ）に示した。人口10万対施設数は沖縄で5・7施設、全国で4・1施設であり沖縄県に多い。公私の比率は沖縄で24：76、全国で16：84であり沖縄で公立の比率が高い。

精神病床数は沖縄県で5417床、全国で33万7579床であり、人口万対病床数は沖縄県で38・5床、全国で26・6床と沖縄県に多い。病床数の年次推移を図11（67ページ）に示した。病床数の公私の比は沖縄県13：87、全国8：92であり、いずれも私立が多いものの沖縄では全国に比べ公立の割合が若干多い。参考資料として諸外国における病床数の年次推移をみると、欧米諸国などでは病床数は激減している。専門病棟については、表4（68ページ）に示すごとく人口万対病床数は、全般に全国に比較して多いものの、「薬物」「アルコール・薬物混合」「児童・思春期」「合併症」についてはないか、あっても少ない。

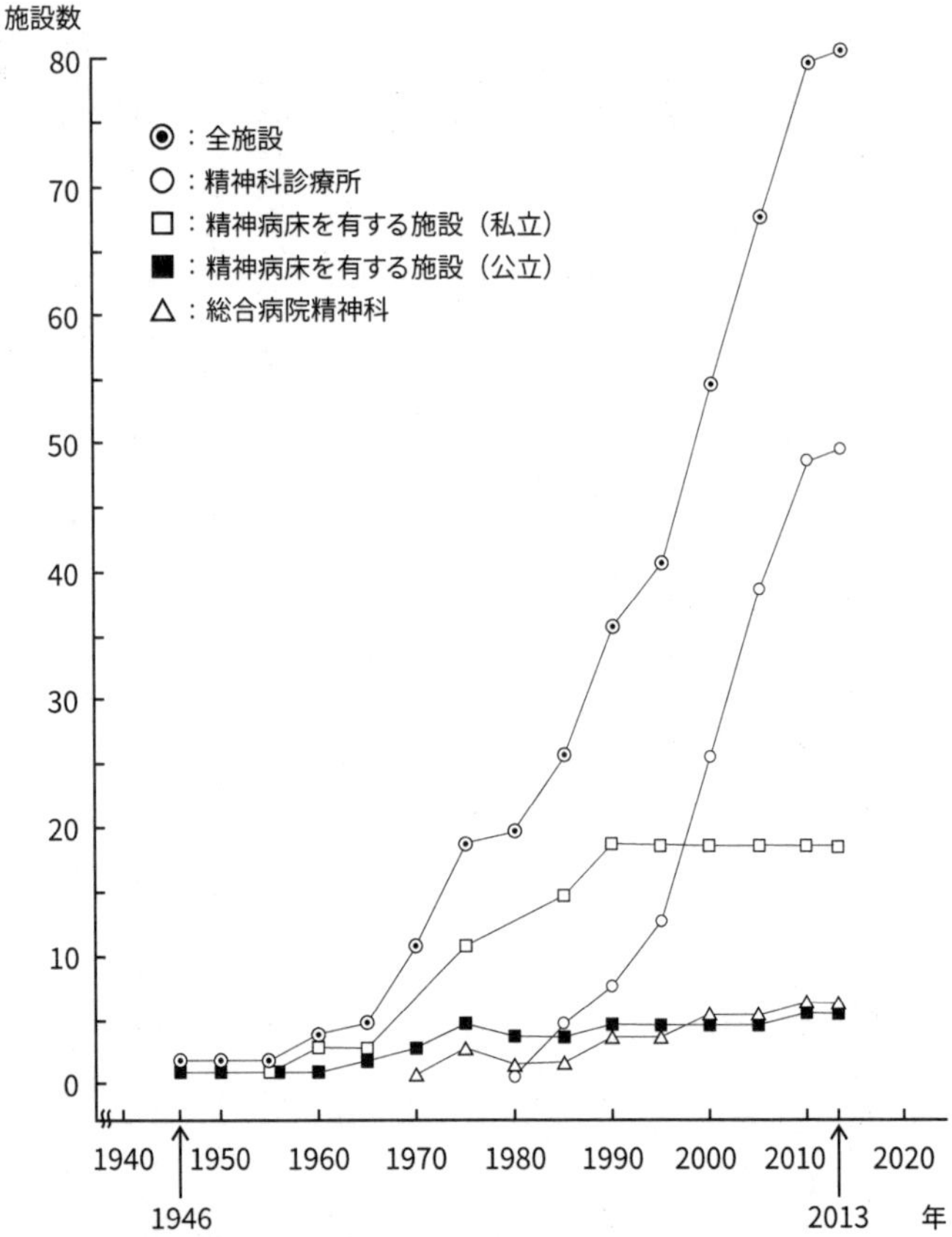

図 10 沖縄県における精神医療施設の年次推移

(『沖縄県における精神保健福祉の現状—平成24年』〈文献26〉の資料をもとに筆者が作成)

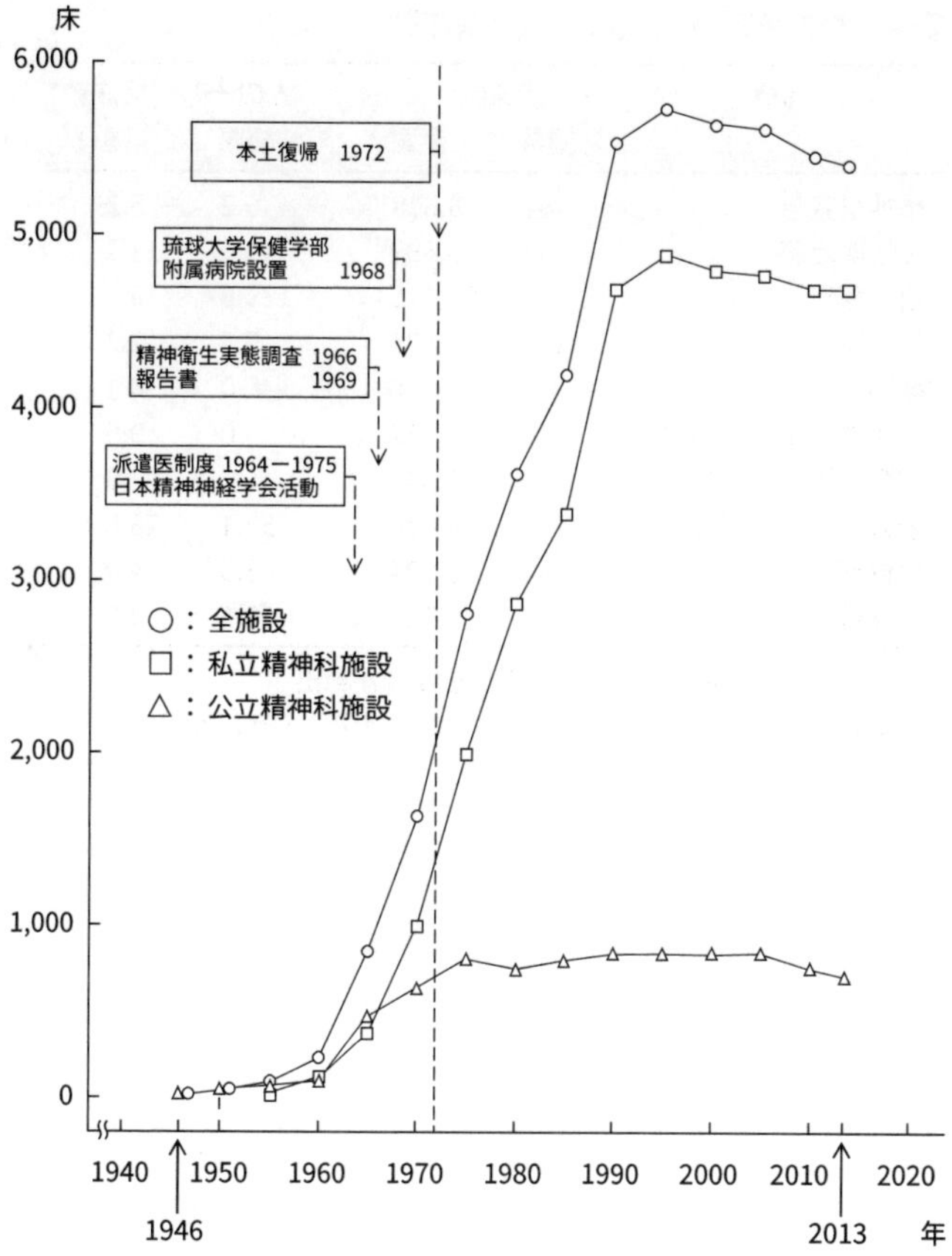

図 11　沖縄県における精神病床数の年次推移

(『沖縄県における精神保健福祉の現状－平成 24 年』〈文献 26〉などの資料をもとに筆者が作成)

表 4　専門病床数と人口十万対病床数

病棟	病床数		人口十万対病床数*	
	沖縄県	全国	沖縄県	全国
精神科救急	87	6,678	6.2	5.2
急性期治療	560	16,882	40.0	13.2
精神療養	1,955	101,175	139.6	79.2
アルコール	101	2,875	7.2	2.2
薬物	0	70	0	0.1
アルコール・薬物混合	0	762	0	0.6
児童・思春期	0	1,049	0	0.8
老人性認知症疾患治療	730	34,230	52.1	26.8
合併症	54	5,124	3.9	4.0
医療観察法	37	705	2.6	0.6

＊人口十万対病床数は同年の人口から筆者が算出

（『精神保健福祉資料、平成 24 年度 6 月30日調査の概要』、文献 27 より）

入院患者の性・年齢・疾患

入院患者を性別にみると、入院患者5034人のうち男55・2%、女44・8%で男に多かったが全国では性差はなかった。年齢については40歳以上65歳未満が47・2（括弧内に全国の値：40・1）%で最も多く、次いで65歳以上75歳未満19・4（23・1）%、20歳以上40歳未満8・6（7・8）%であり、沖縄では全国に比較して20歳以上65歳未満が多く、20歳未満と65歳以上が少ない傾向がみられる。沖縄では、全国に比較して入院患者の高齢化は遅れているものの今後高齢化が進むであろう。

入院患者を疾患別にみると、5034人のうち統合失調症は3308人で全入院患者の65・7（括弧内に全国の値：57・4）%であった。器質性精神障害のうちアルツハイマー型認知症9・0（10・9）%、血管性認知症5・6（4・0）%、気分障害4・9（8・6）%、中毒性精神障害4・1（4・5）%などであった。沖縄では統合失調症の割合が多く、気分障害が少ない。入院患者の疾患別割合の年次推移をみると、統合失調症の割合が減少し認知症の割合が増加している。気分障害の割合は少ないものの年々増加している。今後、沖縄でも全国ですでにみられるごとく統合失調症のしめる割合が減少し、認知症の割合が増加するであろう。

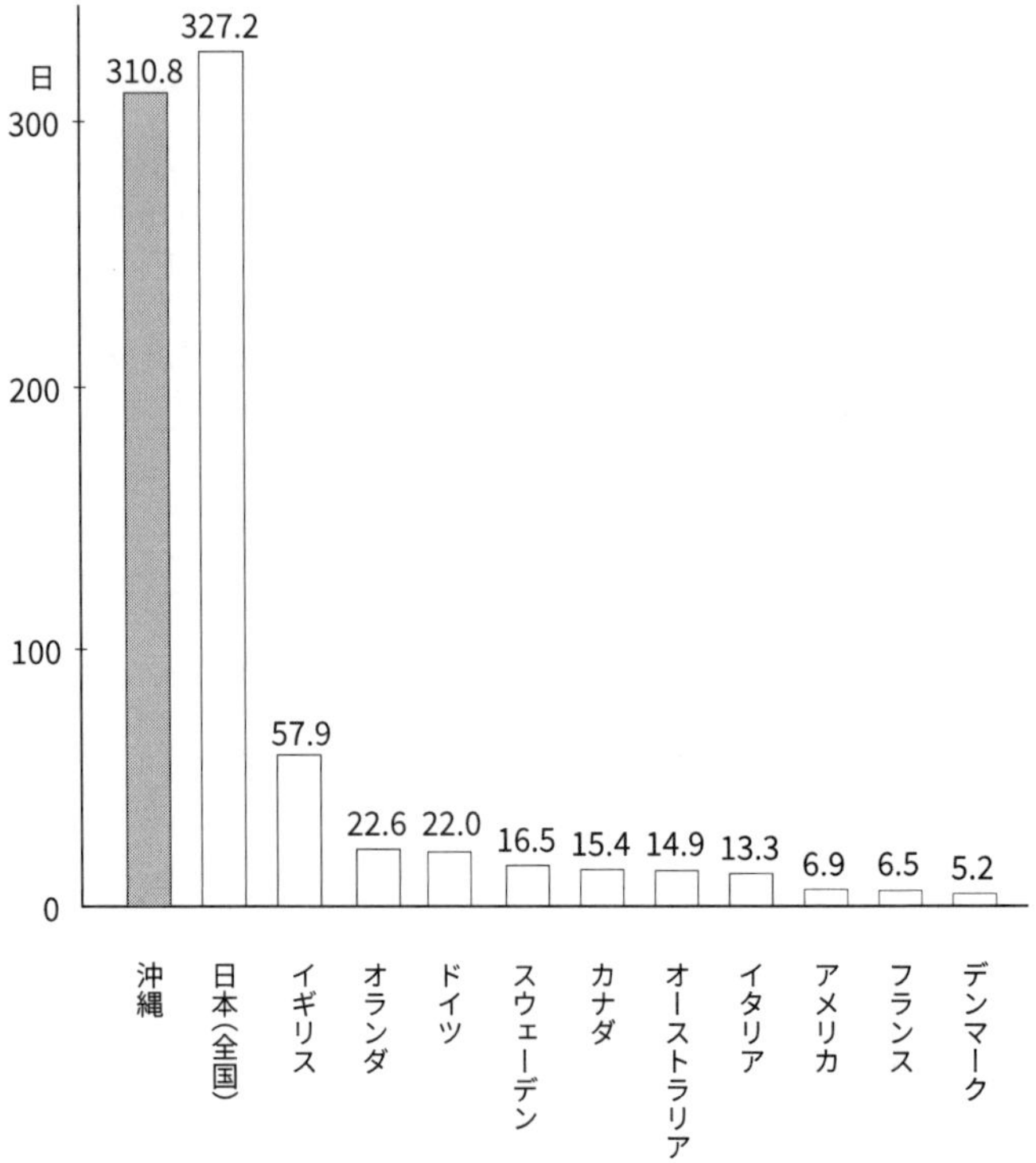

図12　退院患者の平均在院日数

（2005年現在、国内の数値は『沖縄県における精神保健福祉の現状ー平成24年』〈文献26〉、外国は「OECD Data 2008」から引用し著者が作成）

平均在院日数・在院期間

精神病床における平均在院日数（２０１１年6月30日現在）は２９４・3日であった。全国では２９８・1日であり、沖縄と全国の間に差はなかった。在院期間別にみると、沖縄では全国に比べ5年未満が多く5年以上が少なかった。一般病床の平均在院日数は沖縄で17・２日、全国で17・９日であり、一般病床と比べ精神病床で極端に長い。

平均在院日数を諸外国と比較し図12に示した。２００５年の資料であるが、この時点で沖縄３１０・8日、全国３２７・２日であった。わが国では欧米諸国などと比べ平均在院日数は極端に長い。沖縄における平均在院日数の経年変化をみると、３１０・8日（２００５年）、２９４・２日（２００７年）、２８９・９日（２００９年）、２９４・３（２０１１年）と短縮傾向にあるがやはり依然として長い。全国についても短縮化はみられるが沖縄より長い。

病床利用率

沖縄県内の精神病床数５４１７床のうち、在院者は５０３４人で病床利用率は92・９％であった。公私別にみると公立84・７％、私立94・２％で私立で高かった。年次推移をみると利用率は1975年100・3%、1980年102・3%でピークに達し、その後1990年97・4%、1995年94・5%、2000年92・6%と低下していた。全国の利用率は90・1%で、1985年の98・5%をピークに年々低下しており沖縄の低下を先取りしたかたちとなっている。

入院形態と入院・通院費目

精神科病棟における入院形態には、本人の同意に基づき行われる任意入院、本人の同意がなくても医療及び保護のために入院の必要があるとき家族の同意があれば入院させることができる医療保護入院、医療及び保護のために入院させなければその精神障害のため自身を傷つけ又は他人に害を及ぼすおそれがあると判定された場合、本人の同意がなくても入院させることができる措置入院がある。その他、数は少ないが応急入院、医療観察法による入院がある。

入院患者5034人を入院形態別にみると、任意入院2827人（56・2%）、医療保護入院2114人（42・0%）、措置入院55人（1・1%）、医療観察法を含むその他の入院38人（0・8%）であった。全国では入院者30万2156人のうち任意入院53・8%、医療保護入院44・9%、措置入院0・6%、その他0・6%であり、沖縄と全国との間にほとんど差はなかった。

入院形態別患者数の全入院患者に対する割合の年次推移をみると、措置入院は1985年1・8%、1990年1・7%、1995年1・2%、2000年0・7%と漸減したが、2005年0・8%、2010年0・9%、2012年1・1%と漸増の傾向がある。任意入院の割合は年々減少し、いっぽう医療保護入院は1995年21・2%、2000年24・3%、2005年30・3%、2010年38・0%、2012年42・0%と増加していた。全国でも沖縄県と同じく措置入院と任意入院が減少し、医療保護入院は2000年31・6%、2005年36・4%、2010年42・5%、2012年44・9%と増加しており、沖縄県における年次推移の特徴が先取りされている。

入院費目別（2011年6月30日現在）にみると、入院者5042人のうち各種保険が67・7%、生活保護法（公費）18・3%、復帰特別措置（医療保護入院、公費）12・6%、精神保健福祉法第29条（措置入院、公費）0・7%、医療観察法0・6%、私費・その他は0・1%であった。沖縄県における特例もあって全国と厳密に比較する資料は得られなかった。

通院費目別にみると、通院者3万8767人のうち自立支援医療による公費通院58・1%、各種保険39・1％、生活保護1・9％、私費・その他0・9％であった。通院費についても入院費と同様に全国と比較する適当な資料は得られなかった。

申請・通報・届出の状況

精神障害者、その疑いのある者を知った者は誰でも、「指定医」の診察及び必要な保護を都道府県知事に申請することができる（診察及び保護の申請）。警察官は、職務執行に当たり異常な挙動その他の事情から判断して、精神障害のため自身を傷つけ又は他人に害を及ぼすおそれがあると認められる者を発見したときには、直ちに都道府県知事に通報しなければならない（警察官の通報）。そのほか検察官の通報などの制度がある。

診察及び保護の申請と通報を合わせた件数（2011年度）は284件で、人口10万対20・3件であった。全国では1万8031件で人口10万対14・1件であり沖縄で多かった。沖縄での全件数の年次推移をみると1995年73件、2000年122件、2005年153件と増加しておりこの増加傾向は沖縄県が先取りしていた。

措置入院と移送の状況

精神保健福祉法第27条第２項に基づく措置入院の状況（２０１０年度）は以下のごとくであった。措置診察の実施は１２７人で、そのうち２次診察まで実施は１１３人（89・０％）、１次診察のみ実施14人（11・０％）であった。診察の結果、措置入院は１０１人（79・５％）、入院以外の処遇20人（15・７％）、措置以外の入院６人（４・７％）であり、措置入院のための移送は１０１人中86人（85・１％）であった。全国についてみると措置診察の実施は１３５７人、そのうち措置入院は１０１２人（74・６％）であった。人口10万対の人数で比較した結果、措置診察の実施は沖縄９・１人、全国１・１人で沖縄で約８倍多かった。

隔離と身体拘束の状況

入院中に行われる行動制限は、精神症状によって生じる危険に及ぶ行為から当事者本人、他の患者およびスタッフを守るために行われる治療技法である[29]。入院治療中に行われる行動制限のうち、隔離・身体拘束は患者の制限性が強く、副作用も大きい。そこで隔離・身体拘束を取り上げた（次ページ表５、図13）。保護室に隔離された患者の入院患者に占める割合は沖縄県で１・９（括弧内に全国値：３・２）％であった。入院形態別にみると措置入

表5　入院形態別にみた保護室隔離・身体拘束された患者数と入院患者に占める割合

人（%）

		全入院患者	保護室隔離	身体拘束
合計	沖縄県	5,034	95（1.9）	45（0.9）
	全国	302,156	9,791（3.2）	9,695（3.2）
措置入院	沖縄県	55	11（20.0）	1（1.8）
	全国	1,666	529（31.8）	112（6.7）
医療保護入院	沖縄県	2,114	64（3.0）	33（1.6）
	全国	135,740	8,130（6.0）	8,093（6.0）
任意入院	沖縄県	2,827	18（0.6）	10（0.3）
	全国	162,808	1,062（0.7）	1,479（0.9）
その他の入院	沖縄県	38	2（5.2）	1（2.6）
	全国	1,942	70（3.6）	11（0.6）

（『精神保健福祉資料、平成24年度6月30日調査の概要』、文献27より）

院20・0（31・8）%、医療保護入院3・0（6・0）%、任意入院0・6（0・7）%でいずれも沖縄県で保護室隔離は著しく少なかった。

身体を拘束された患者の入院患者に占める割合は沖縄県で0・9（3・2）%であった。入院形態別にみると措置入院1・8（6・7）%、医療保護入院1・6（6・0）%などであり、いずれについても沖縄県で身体拘束の割合は著しく低かった。保護室隔離と身体拘束の経年変化を図13に示した。保護室隔離・身体拘束のいずれも全国で増加しており、とくに身体拘束で目立つ。

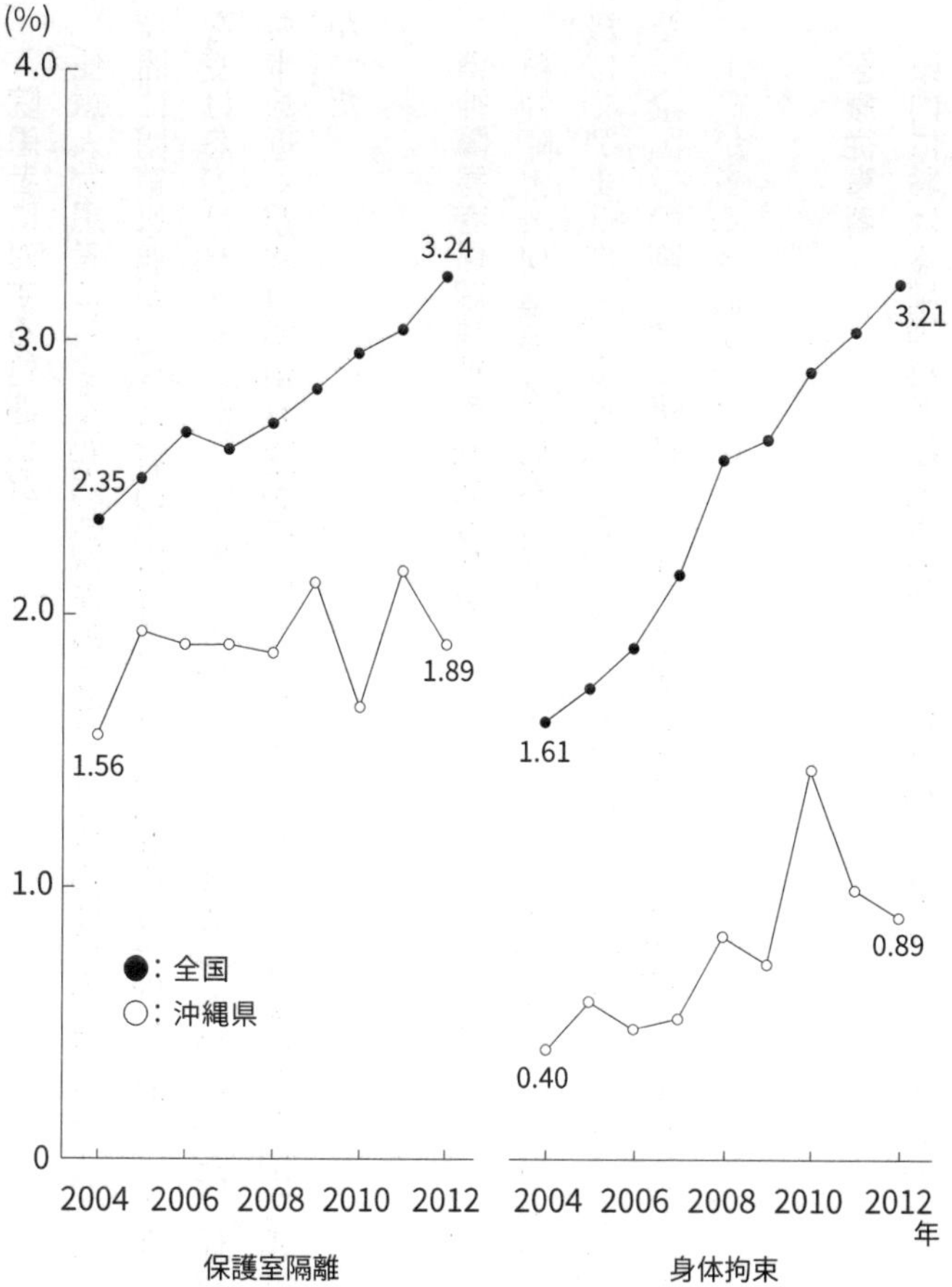

図13　保護室隔離・身体拘束患者の入院患者にしめる割合の年次推移
（各年度の精神保健福祉資料の数値をもとに筆者が算出し作成）

入院患者に対する処遇状況

任意入院患者に対する処遇状況をみると、任意入院患者２８２７人のうち昼間は解放し夜間に閉鎖処遇を受ける者の割合は48・７（括弧内に全国値：42・４）％、終日閉鎖処遇を受ける者は46・９（51・５）％、その他４・５（６・２）％であった。任意入院であっても半数近くが終日閉鎖処遇を受けていることになる。沖縄県と全国で差は殆どみられなかった。

精神障害者保健福祉手帳交付状況

精神障害者保健福祉手帳交付数（２０１２年３月末現在）は、９３０６件でそのうち１級は２２１５件（23・８％）、２級５８５４件（62・９％）、３級１２３７件（13・３％）であった。全国での割合は１級15・４％、２級61・８％、３級22・７％であり沖縄では全国に比べ１級が多く３級が少なかった。

医療従事者

県内における精神科医療従事者数は、精神科病院と診療所等を合わせて以下のごとくであった。医師のうち常勤284人、非常勤103人、そのうち指定医は常勤186人、非常勤38人、日本精神神経学会会員（2014年5月現在）214人、同学会専門医144人、同学会指導医96人であった。臨床心理技術者72（括弧内に非常勤者数：40）人、ソーシャルワーカー（社会福祉士を含む）254（7）人、作業療法士265（8）人、看護師1329（84）人、準看護師785（21）人、看護補助者1030（77）人であった。

全国の医療従事者数と比較するため人口百万対の数を求め図14（次ページ）に示した。常勤者はすべての職種において沖縄県に多かった。いっぽう非常勤医師は全国に多かった。日本精神神経学会の会員数、専門医数、指導医数を人口百万対の値でみると、それぞれ152・9（括弧内に全国：123・9）、102・9（79・3）、68・6（45・8）人でいずれも沖縄で多かった。

第9節　追加資料

本章では既に述べたごとく2012年までの資料を元にしており、ここ10年間については第2部で県内の精神科関連団体の代表者に報告していただいた。いっぽう県保健医療部地域促進課が毎年、「沖縄県における精神保健福祉の現状」を発行している。そこで、最

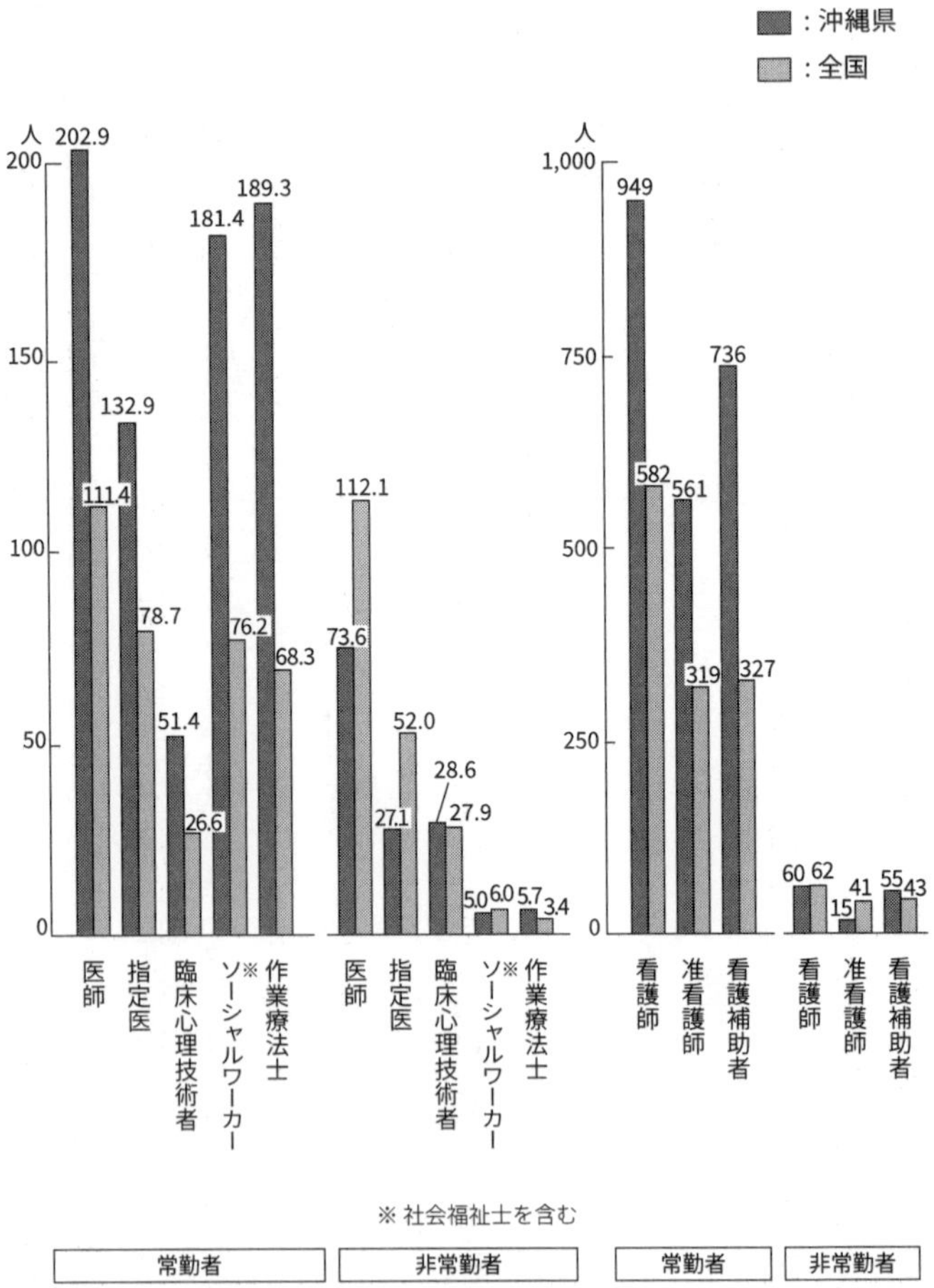

図14　沖縄県における精神医療従業者数

（人口百万対、『精神保健福祉資料、平成24年度6月30日調査の概要』〈文献27〉の数値をもとに筆者が算出し作成）

新版[30]（2021年、2023年3月発行）の中から参考となる図表を追加資料として掲載した。

県内の精神科医療施設、関連機関の分布を北部圏域など5圏域ごとに示されている（図15、83ページ）。一見して明らかなごとく中部・南部圏域に圧倒的に多く、北部・宮古・八重山圏域に少ないなど地域差がみられる。

精神医療・福祉対策の概要が図16（84ページ）で示されている。内容を見ると①医療対策、②地域精神保健対策、③社会復帰・社会参加対策の3領域についてその具体的な内容が示され、これらの対策が連係を密にして展開されている。具体的にはそれぞれに濃淡があり、必ずしも理想通りには実施されていない領域もある。しかし努力目標として積極的に取り組む必要があろう。

受療状況の年次推移を示したもので（図17、85ページ）、一見して明らかなごとく入院は減少しており、いっぽう外来は右肩あがりに増えており、この傾向は今後も続くと思われる。

在院期間をみると第5章で示されているごとく、1年以上5年未満が最も多く、10年以上20年未満は県全体で360人、20年以上は199人となっており、長期入院者が多く、社会復帰が困難な人々であろう。図16に示した「社会復帰・社会参加対策」が強く求められているといえよう。参考のために一般病床等における在院期間、都道府県別在院期間を表6（86ページ）に示した。一般病床については沖縄県では153日で、全国平均に比べ若干ではあるが短い。それにしても精神病床と一般病床との差は著しい。

精神病床における在院日数を地域別にみると、長い県は山口・大分・長崎・鹿児島など九州地域に多く、一方、短い地域は東京都・福井・奈良県などであり、地域差が著しい。山口県と福井県では2倍以上の開きがみられる。この要因は何か。この在院期間の地域差の解析は、在院期間の短縮のためのヒントになると思われる。

自殺者数の経年推移を表7（86ページ）に示した。自殺者は女性に比べ男性に多い。人口10人当たりの自殺率は年々減少していたが、2021年には増加の傾向が見られる。自殺対策として、自殺は防ぐことができる社会問題であるとの認識の下、各種の対策が実施されているが、さらなる強化が求められている。

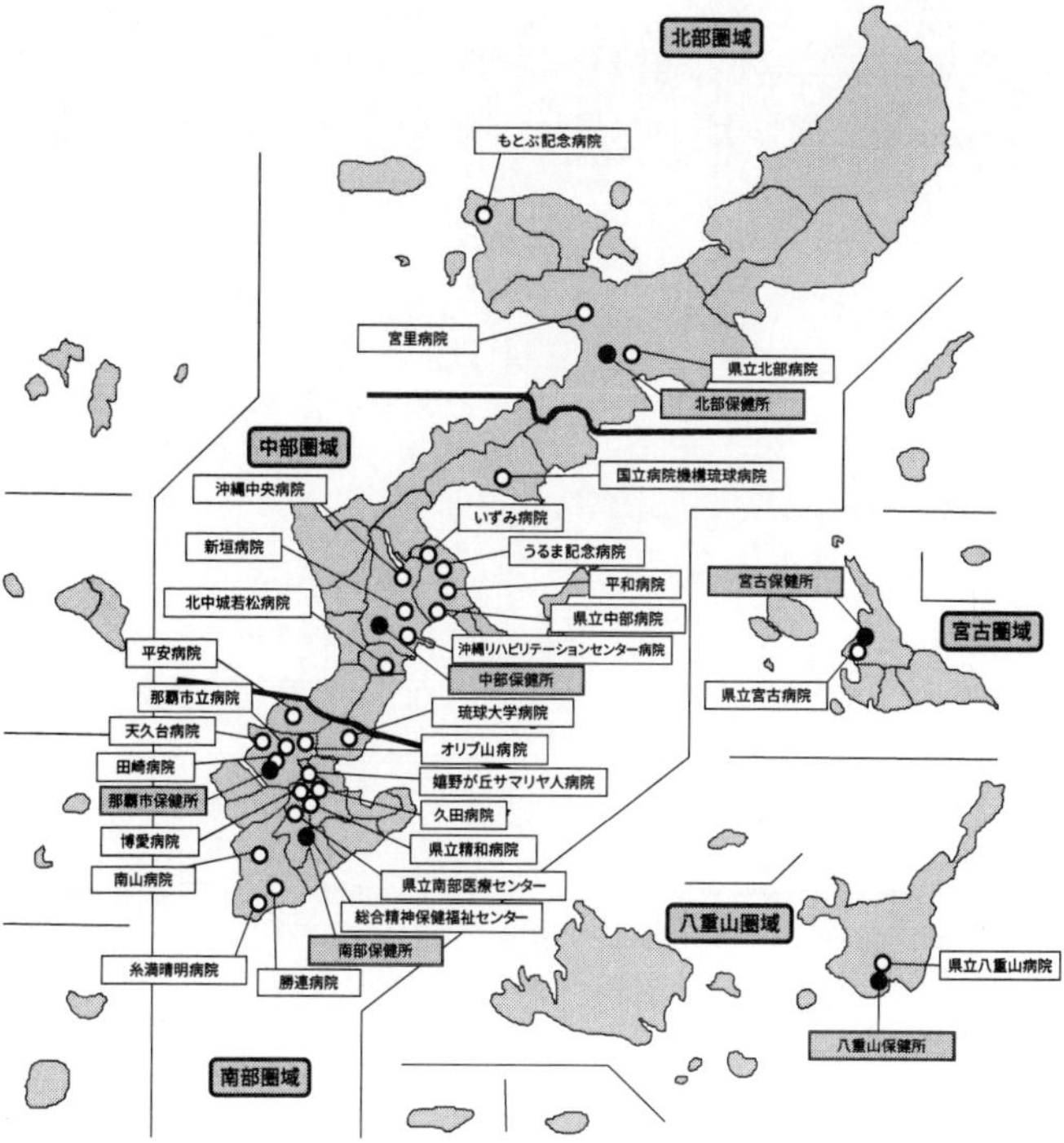

図 15 精神科医療施設、関係機関の分布図（「沖縄県における精神保健福祉の現状」2021 年）

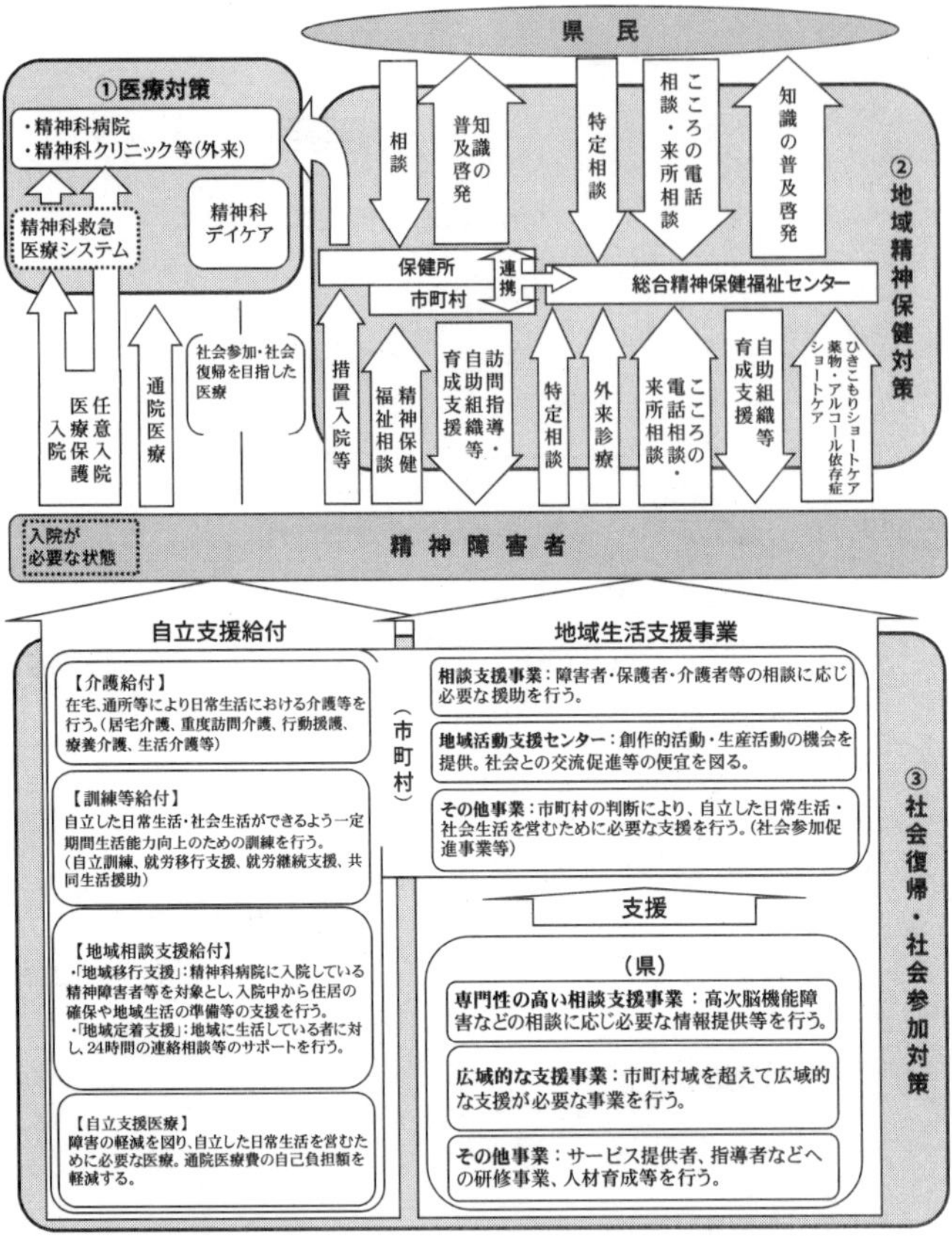

図 16 精神保健対策の概要図(「沖縄県における精神保健福祉の現状」2021 年)

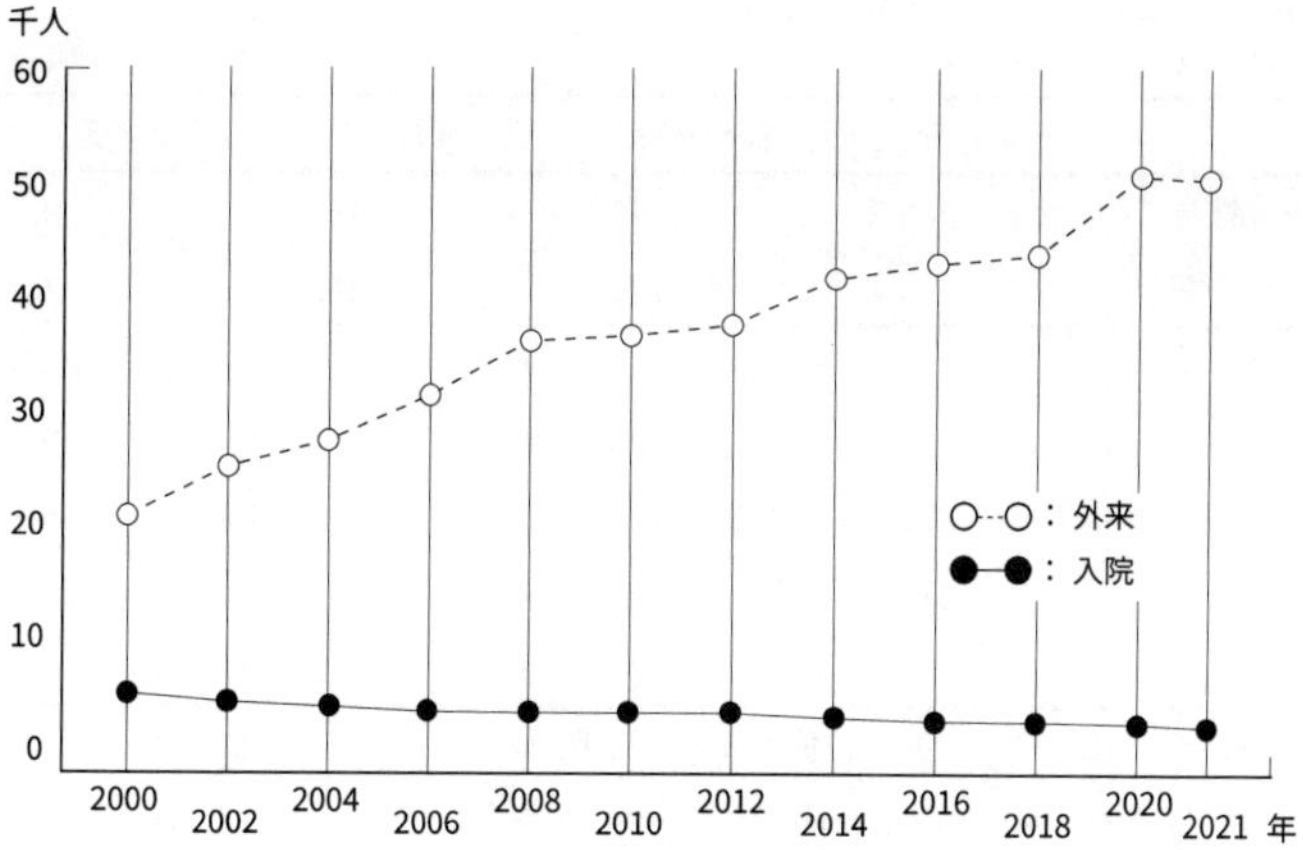

図 17　入院・外来別　精神科病院・診療所等における受療状況の年次推移
沖縄県における精神保健福祉の現状（2021年）をもとに筆者が改変して作図した。

表6　全国的にみた平均在院日数

単位：日　2021年間

	精神病床		療養病床		一般病床		全病床	
沖縄県		240.3		140.1		15.3		29.5
全　国		275.1		131.1		16.1		27.5
長い県	山　口	444.3	富　山	201.1	高　知	20.5	高　知	40.3
	大　分	419.5	石　川	184.0	熊　本	19.4	佐　賀	39.6
	長　崎	376.3	北海道	182.5	鹿児島	19.1	鹿児島	39.1
	茨　城	371.5	神奈川	162.4	和歌山	19.1	山　口	37.4
	鹿児島	369.0	香　川	157.8	大　分	18.6	熊　本	37.3
短い県	山　梨	229.6	鹿児島	102.1	岐　阜	15.1	滋　賀	23.9
	滋　賀	223.7	山　形	100.2	宮　城	14.9	長　野	23.6
	奈　良	219.4	奈　良	97.9	神奈川	14.1	愛　知	22.8
	福　井	217.3	大　分	93.6	東　京	13.9	神奈川	22.6
	東　京	192.5	長　崎	90.0	愛　知	13.7	東　京	22.0

（沖縄県における精神保健福祉の現状、2021年から）

表7　沖縄県内の自殺者数の経年推移

	2000	2005	2010	2015	2020	2021
男	284	287	270	214	162	185
女	87	72	93	67	52	61
計	371	359	363	281	214	246
自殺死亡率			29.4	19.3	14.7	16.6

自殺死亡率：人口10万人当りの自殺者数

警察庁の自殺統計
（沖縄県における精神保健福祉の現状、2021年から）

第10節　おわりに

①入院医療状況の要約

診療所を含む精神科医療施設数は、人口10万対で沖縄5・7、全国4・1施設と沖縄に多く、公私の比率は沖縄24：76、全国16：84で公立の割合は沖縄で高い。精神病床数（人口万対）は、沖縄38・5床、全国26・6床で沖縄に多い。入院患者の年齢でみると、沖縄では全国に比べ高齢化は遅れているが、高齢化は進むと予測される。入院患者の疾患については、沖縄では統合失調症の割合が多く気分障害・認知症の割合は少ないものの、全国の経年変化を跡追いするかたちで増加している。

平均在院日数は、沖縄294・3日、全国298・1日といずれも一般病床に比較し極端に長い。短縮化の傾向はあるもののスピードは遅い。全国との間に差はない。入院形態は、沖縄では全国に比べ任意入院の割合が多く、医療保護入院が少ない傾向はあるものの、医療保護入院の割合が増えており、全国の年次推移を跡追いしている。

保護室に隔離された患者は、入院患者中沖縄1・9％、全国3・2％、身体を拘束された患者は沖縄0・9％、全国3・2％であり、隔離・拘束のいずれも沖縄では全国に比べ少なかった。この差は顕著である。任意入院であっても終日閉鎖処遇を受けている患者は沖縄

46・9%、全国51・5%であり、約半数が閉鎖環境のもとで治療を受けていることになる。医療従事者数を人口比で全国と比較した。常勤者については医師をはじめすべての職種で沖縄に多かった。いっぽう非常勤医師は全国に多かった。

②沖縄の精神医療に対する期待と現状

戦前の沖縄にはいわゆる精神医療と呼べるものはなかった。戦時中、米軍により精神医療が開始され、戦後間もなく公立の精神病床が設置され、自由開業が可能となり民間病院を中心に精神科病院、精神病床ともに急増した。1974年には人口10万対病床数は全国平均を上まわったものの病床は増え続け、本県はわが国で人口当たりの病床数が多い県(第11位、2011年)となった。

精神科病院、とくに精神病床の急激な増加について考察してみたい。①まず精神病床が極端に不足していたため、患者・家族・関係者は精神病床の増設を強く待ち望んでいた、②この状況の中で日本政府による派遣医制度の実施、それにともなう日本精神神経学会の活動、精神衛生実態調査、琉球大学保健学部と附属病院の設置、沖縄の本土復帰などが1964~1972年までの9年間に集中した、③とくに実態調査の結果、精神障害の有病率が本土の2倍以上高いとの報告は大きなインパクトを与えた、④派遣医らによる沖縄の精神医療状況の劣悪さに関する報告は、沖縄の精神医療に対する心情的援助論を引き起こす契機となった。

増床が望まれる状況の中で、「本土」から「本土における精神科医療の轍《てつ》」を踏まないようにとの期待をもって支援が集中して行われ、沖縄には神山茂市事務局長に代表される強力なリーダーがいて、沖縄が熱く燃えた時代となったために、短期間に施設が整備され病床が増設されたのであろう。「なせば成る」の好例をみる思いだ。

沖縄の精神医療は著しく進展した。現在、監置は姿を消し入院を待ち続ける患者・家族はほとんどいない。病院のアメニティは大幅に改善され、中にはホテルを思わせる施設もある。入院形態をみると自由意思による「任意入院」が多く非同意入院は少ない。これは医療本来の在り方である。入院中の患者に対する行動制限も沖縄で少ない。

行動制限に関連する要因には、①患者（治療抵抗性、暴力などの深刻さ、体力など）、②看護者（不安、無力感、不十分な理解など）、③患者・看護者関係、④臨床状況（病院の姿勢、物理的環境など）がある。[28] そうだとすれば行動制限の実施率は、当該病院における入院精神医療の総合力に関する一指標となり得ないであろうか。だとすれば沖縄の精神医療の総合力は優れていることになる。その要因の一つとして、医療従事者の大部分を占める沖縄県民の県民性「やさしさ」「人情味」、さらには沖縄の「母性文化」があるのではないか。これらが、患者の意志を可能な限り尊重し、患者・治療者関係をより良好にしているとも考えられる。端的に言えば「患者の嫌がることはできるだけしない」であろう。患者・治療者関係は医療の基本である。いずれにしても本県の精神医療における優れた側面をより明確に照らし出し、さらに努力しこの領域における先進モデル県にしたいものだ。

精神医療利用者であり世界精神医療連盟初代議長であったオーヘイガン O'Hagan M 女史は次のごとく述べている。[31] 精神医療利用者は望むサービスについて明確な一致した意見を持っている。具体的には、①有害でないサービス、②精神的苦痛に対する多様な理解と対処、③強制ではなく自分達の意思に基づくサービス（最小限の監禁と抑制）、④自主性と選択権の保障、⑤社会の一員であることを望む、などである。筆者は那覇市内での講演会に参加したが、身につまされる内容であった。彼女の言葉を精神医療の原点として診療に励みたいものだ。

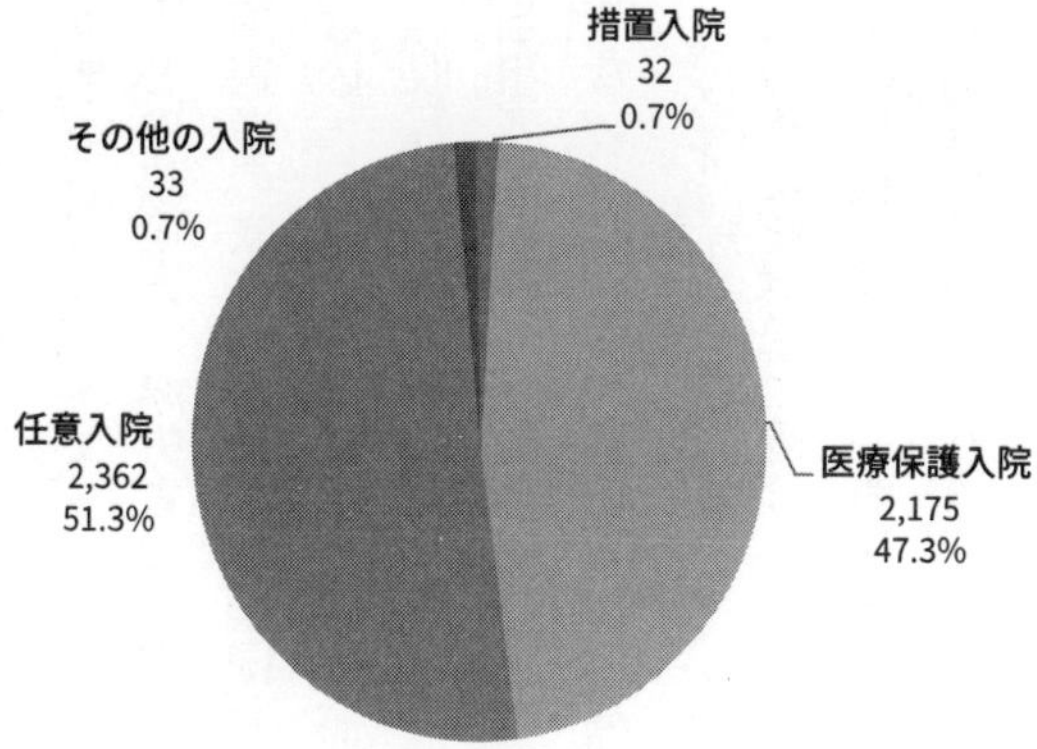

図 18 入院形態別の在院患者数
(2021 年 6 月 30 日)

③喫緊の課題（病床数・在院日数）対策

諸外国に比較し沖縄を含むわが国で極端に多い精神病床数・著しく長い平均在院日数に対する対策は、喫緊の課題なので、本章の最後に最近の動きを交えて述べたい。病床数・在院日数とも改善の傾向にあるがスピードは遅い。対策は両者ともに共通している。

対策の第一は、当然ながらまず新入院の治療に積極的に取り組み、入院を長期化させないことである。可能であれば早期発見・早期治療により未治療期間（ＤＵＰ）を短縮することで入院を防ぐことができるかもしれないし、入院しても入院期間を短くすることができよう。早期発見・早期治療が良好な予後をもたらすことは、多くの臨床研究により実証されている。

第二は長期入院患者、すなわち社会的入院（入院の必要がないにも拘わらず、諸種の事情で退院できず入院を継続している状態）患者対策である。精神病床を削減し、居住施設にしようとの政策案が厚労省の有識者会議で議論され波紋を広げている（２０１４年６月）。精神障害者の家族が組織する全国精神障害者福祉会連合会は、「病床の看板のかけかえに過ぎない」「障害者を特定の施設に収容し続けることは人権侵害」と反対し、日本弁護士会も「収容型医療の名前を変えただけの地域移行になる恐れがある」と反対している。

当事者・家族の反対理由は理解できる。確かに病院内に居住施設を設置することは好ましくない。しかし次善の過渡的な措置として、国の施策として進めた増床とそれに伴う人材、すなわち既存の資源を有効に生かす工夫も必要ではないか。当然のことながら当事者・家族の不安を真摯に受け止め可能な限りの対応が求められる。一方、病床削減後の病院は、病院の規模を縮小し一般病床並みの基準、あるいはそれに準じた基準を採用し、精神科病院の活性化を目指すべきであろう。

ＡＣＴ（Assertive Community Treatment, 包括型地域生活支援プログラム）は、入院中心から地域重視への移行を進めるうえで有力な手段として注目されている。ＡＣＴは精神科医を含む多職種からなるチームが、ケアマネジメントの手法を用いて、医療から生活支援・就労支援までのサービスを、24時間対応で提供することを特徴としている。わが国では2002年に国立国府台病院で開始され京都・岡山などに広がっている。

「多機能垂直統合精神科医療機関」が、福田祐典厚労省精神・障害保健課元課長により提言されている。(31) 多機能とはACTの活動とほぼ同一の内容であり、垂直統合とは同一医療法人が多機能を持ち一定の地域に責任を持って対応するかたちだとしている。問題はあるが、医療法人により運営されている精神科病院が精神科病院の大部分をしめるわが国の現状から現実的かもしれない。一部の地域で実施されている。

第5章　沖縄における地域精神医療の歩み

第1節　地域精神医療の概念

地域精神医療とは何かを考えた。「地域内科医療」「地域外科医療」などを知らない。なぜ精神医療だけに地域が敢えて必要なのか。それは国により状況は異なるが、基本的には精神障害者を病院に収容し入院中心の医療を行ってきたことの反省から生まれたのであろう。診断、治療、リハビリテーション、社会参加が地域の中で実施されることが医療の基本であり、精神医療も例外ではない。

地域精神医療の原則として近接性（近いところでの治療）、即時性（早期発見・治療）、単純性（休息、食物、社会的支援）、期待性（職務に復帰することへの期待）が指摘されている。[1]慢性重症精神障害者の地域精神科活動において重要なことは、ラム Lamb H R（1994年）によると①住居に近いところでの治療、②診断・治療などの精神医療の提供、③ケースマネジメント、④多職種によるチームアプローチ、⑤住居サービス、⑥適切な仕事、⑦家族支援、⑧当事者の関与、⑨ケアの継続と危機対応、などとしている。

第2節　保健所の果たした役割

地域精神保健活動の黎明

精神衛生法の一部改正が1965年に行われ、保健所を地域における精神保健行政の第一線機関として位置づけ、精神衛生相談員を配置できることとし、在宅精神障害者の訪問指導、相談事業を強化した。

沖縄県では、同年に琉球政府厚生局予防課に精神衛生係が配置され、県下の保健所を指導することになった。沖縄県立総合精神保健福祉センター元次長仲本政幸精神保健福祉士は次のごとく述べている。(2) 当時の精神衛生係長は玉盛尚氏であり、彼は琉球精神衛生法（1960年施行）の起案者であった。彼は人事課に掛け合って全保健所に精神指導員を配置するなど精神衛生行政の基礎を築いた方であるとしている。

精神衛生実態調査で「沖縄の有病率は2倍」との報告は、その後の精神衛生行政に大きな影響を与え、1968年琉球政府厚生局長は保健所におけるクリニックの実施を指示し、保健所指導員、民間病院の職員は、研修を受けるため国立精神衛生研究所に派遣した。1970年琉球政府の保健所法は改正され、精神衛生業務は保健所業務として明確に位置づけられた。翌年、島成郎医師（次ページ図19）は那覇保健所に嘱託医として配置され、

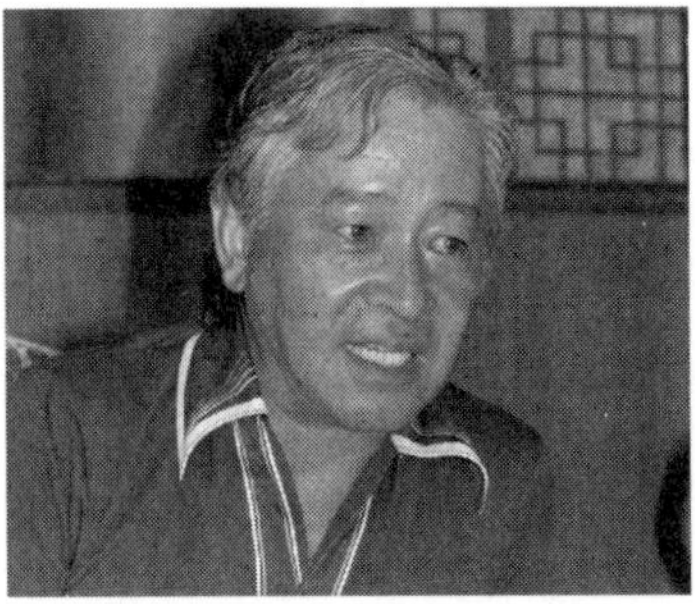

図 19　島成郎医師=1985年9月28日（沖縄タイムス社所蔵）

地域精神衛生活動が試行錯誤の中で始まった。

巡回診療

那覇保健所による巡回診療の開始にさいし、本庁精神衛生係長、那覇保健所長、看護課長、担当者、島医師などが会議を開き、２カ月にわたり準備が行われた。(2)

第1回巡回診療は、1971年8月久米島で開始された。保健所から島医師のほか、精神衛生指導員、公衆衛生看護婦、厚生局予防課職員の各1人、現地から駐在公衆衛生看護婦2人、仲里・具志川両村役場担当課職員2人であった。5日間の日程で開かれ、第1・2日目は保健所久米島支所で診療所開設（診療・相談）、第3・4日目は家庭訪問診療、夜は映画会と村民との懇談会、第5日目はケースへの処置カンファレンス（投薬、病院紹介など）、今後のケアに関する総括と駐在公衆衛生看護婦への指示であった。

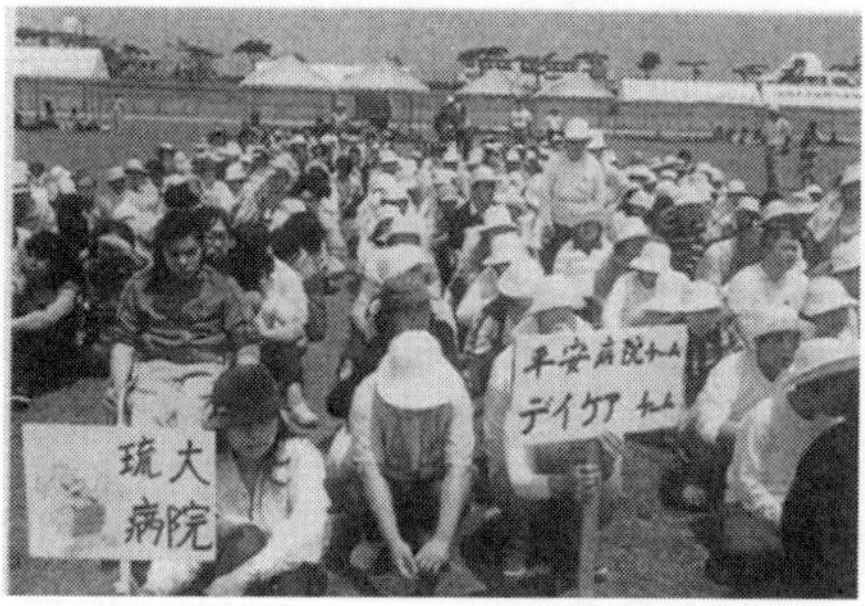

図20　心の輪を広げる集い＝1990年5月、浦添市総合運動公園（『心の輪を広げる集い』南部保健所、2000年所収）

久米島での巡回診療は、4カ月に1回、年に3回、10年間で計31回実施された。この間187人の患者に対し計1285回の診療を行った。医師は殆ど島医師であった。この間、県内で初めての地域家族会が誕生したほか、地域デイケアも開始された。久米島での活動は県内に知られるようになり見学者も増え、その結果、家族会・地域デイケアが県内に広がった。

「心の輪を広げる集い」の開催

久米島で開始された南部保健所（現沖縄県南部福祉保健所）を中心とした関係者のネットワークづくりは、1983年に開催された「心の輪を広げる集い」の開催で沖縄本島に大きく広がった（図20）。南部保健所は、管内の12市町村に呼びかけ保健所、市町村、福祉事務所、病院の職員、患者・家族が公園に集った。周辺には病院・市町村・各種団体の名称が入ったテント群が並び、その中で全員が一体となってイベントを楽しんだ。

筆者は沖縄に赴任して間もない頃、患者・職員と参加したが、明るい陽ざしの中で繰り広げられる楽しい交流の輪、それを暖かく見守るテント群に接し、「これが沖縄だ」と思った。報道関係者の姿もあった。この集いは一時400～500人規模にまで膨らんだ。

保健所活動の現状

本県には、6福祉保健所（北部・中部・中央・南部・宮古・八重山）が置かれており、それぞれが各年度ごとに「活動概況」を刊行している。平成25年度版を見ると、地域特性・人口数などにより活動（業務）量に差はあるものの基本的には各保健所間に大差はない。

各保健所に共通してみられるテーマは、「入院治療中心から地域生活中心」であり、それに沿った活動が実施されている。具体的には、「自立支援法・精神保健福祉法に基づく業務」「普及啓発活動」「訪問・相談業務」「社会復帰支援」「組織活動の育成」「関係機関とのネットワークづくり」「市町村への協力および支援」などである。1970年代に始まった保健所における精神科クリニック・巡回診療は医療機関に受け継がれ、「心の輪を広げる集い」が果たした役割は各種団体等が開催するイベント等に引き継がれている。保健所

の業務が多岐にわたることもあって、保健所が直接に係わる地域での活動は少なくなっている。(3)

第3節　沖縄県総合精神保健福祉センターの果たした役割

歴史

精神保健福祉センターの設置が、1965年の精神衛生法改正で規定され、都道府県（指定都市）は精神保健福祉に関する技術的中核機関として「センター」を設けることになった。沖縄県精神衛生協会が1969年沖縄精神衛生相談所を開設した。この相談所は現在の「センター」の前身であった。したがって沖縄の「センター」は、全国的にみて早い時期に民間により設置され、診療機能を合わせて持っていたことになり特筆に値しよう。前章の「沖縄県精神衛生協会」の項で述べたごとく、神山茂市事務局長の尽力が大きかった。沖縄精神衛生相談所は1974年沖縄県立精神衛生センターと改称され、1988年県立精神保健センター、1995年県立総合精神保健福祉センターと名称が変わった。

活動の歴史をみると、「来所相談」「こころの電話相談」「外来診療」「特定相談」などの「精神保健福祉相談」、「精神医療審査会」などの「法定業務」、「デイケア事業」「教育研修」「普及啓発」などが積極的に実施されてきた。[3] センター所長は初代が屋良澄夫、次いで小渡有明、大嶺経勝、中山勲、仲村永徳、新垣米子の各医師で現在は仲本晴男医師が第7代の所長である。

活動の現状―うつ病デイケア

「沖縄県立総合精神保健福祉センター所報平成24（2012）年度実績」によると、先に述べた通常の業務のほかに、重点事業として「うつ病・自殺予防対策」「精神障害者地域移行・地域定着事業」が取り上げられ各種の活動が活発に実施されていた。[4] うつ病については、「うつ病デイケア」の実施のほか、「うつ病者の家族懇談会」「うつ病者自助グループ」に対する支援がされていた。全国的に注目されている「うつ病デイケア」について紹介したい。同センターは、2005年から全国に先駆け慢性うつ病患者を対象に認知行動療法を組み込んだうつ病デイケアを開始した。仲本晴男所長の手持ち資料によると、2014年2月までの間に参加したうつ病患者はのべ556人であった。これらの活動は、学会・学術雑誌等で報告された。同デイケアで研修を受けた者・見学者は750人を上まわり本治療は県内外に広がっている（図21）。

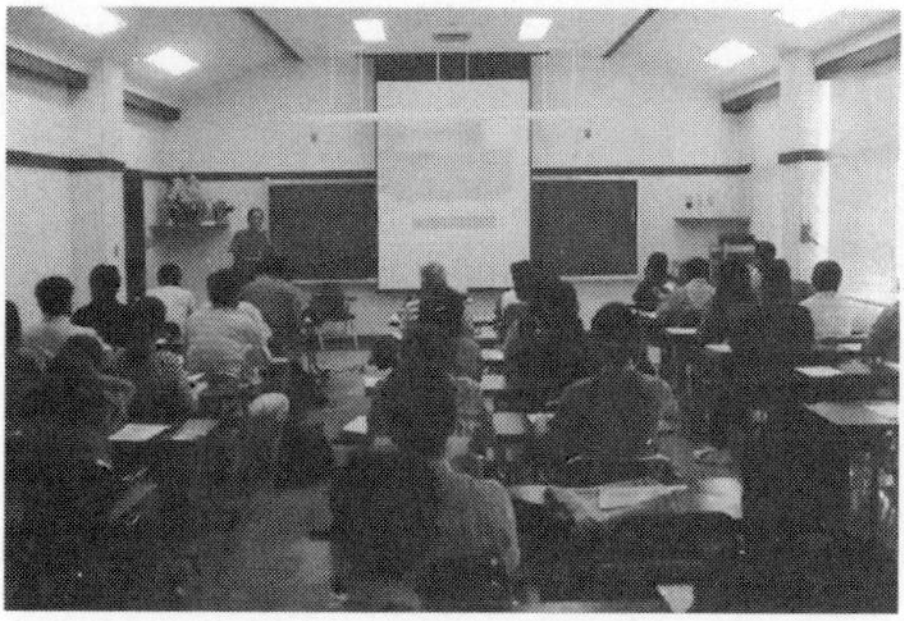

図21 認知行動療法の講習（沖縄県立総合精神保健福祉センター所蔵）

その他の活動

2012年度の事業として「一般医療機関からの紹介患者に係わるアンケート調査」が、県内精神科医療施設を対象に実施され、自殺予防のために必要な早期発見・治療の手がかりが示された。[4] そのほか「救急告示病院から紹介のあった自殺企図者及び身体合併症のある精神疾患患者の受け入れ実態」について調査が行われた。

第4節　家族会と当事者の活動

わが国の家族会の歴史と現状

家族会は、疾患や障害等なんらかの問題を抱えている者を親族に持つ者を対象とし、相互扶助を目的とした団体である。病院家族会、地域家族会などがあり、全国規模の団体としては全国精神障害者家族会連合会（全家連）があり1967年に法人化された。精神分裂病の呼称変更に関する働きかけなど、精神障害をめぐる環境改善に一定の成果を上げた。

全国精神保健福祉会連合会（愛称みんなねっと）は、全家連の活動を引き継ぐかたちで2007年活動を開始した。全国大会の開催、月刊誌「みんなねっと」の刊行、電話相談、調査研究、啓発活動などが実施されている。白石弘巳東洋大学教授（2011年）は、47都道府県連の下に約1600の家族会（単会）があるが会員の高齢化や会員数の伸び悩みが課題となっていると述べている。

沖縄の家族会の歴史と現状

沖縄における家族会活動の歩みは、第4章第5節で既に述べたごとく1958年に始まったといえよう。精神障害者を持つ3家族が琉球病院を支援するため協会の立ち上げを呼びかけ援護協会が設立された。久米島で1979年「あけぼの会」が沖縄における初めての家族会として設立された。この家族会は、巡回診療活動の中で自然発生的に誕生したが、保健所嘱託医、駐在保健婦、役場職員の連携による地域モデルとして県内に広がった。これらの活動は全国的にも注目された。

沖縄県精神障害者家族会（山川勝三会長）は、1982年に結成されたが諸般の事情により4年後に解散した。沖縄県精神障害者福祉会連合会（沖福連、山里八重子会長）と名称を変え1994年社団法人となった。法人化は沖福連が全国で7番目であった。1996年精神障害者社会復帰施設「てるしのワークセンター」が設置され沖福連は運営を県から委託され現在に至っている。沖福連は現在、14の地域家族会から構成されグループホーム3、就労支援事業所4、地域活動支援センター4、ヘルパーステーション1などの事業を展開するほか、ピアサポート、家族相談、ボランティア講座、2級ヘルパー養成講習などの人材育成にも取り組んでいる。その他各種のイベントなども実施している。

高橋年男事務局長は「沖縄の家族会のあゆみ」の最後で以下のごとく述べている。(5)「沖縄戦の地獄の悲惨を体験したがゆえに、人間回復への熱い想いがつまった沖縄から精神保健改革のさざ波が起きたように、多文化チャンプルーと「ゆいまーる」が息づくこの島から、新しい時代の精神保健改革の波紋が広がることを私たち家族会は願ってやまない」としている。

当事者活動の概略

当事者活動は自助活動であり、ピアカウンセリング、ピアヘルパー、セルフヘルプグループなどが含まれる。石川到覚大正大学教授（１９９８年）によるとピアカウンセリングは、当事者が対等な立場でカウンセリングの方法を用いて仲間を援助する活動であり、ピアヘルパーは当事者が仲間を支援することである。セルフヘルプグループは、共通の問題を持つ当事者が、専門職の直接援助を求めず、仲間の共感を得つつ、自発的で対等な関係を保ちながら、共通課題に取り組むグループ活動としている。

同大学坂本智代枝教授（２０１３年）は、次のごとく述べている。セルフヘルプグループをつなぎ、グループづくり等を支援し、社会への啓発活動に取り組むセルフヘルプ・クリアリングハウスが欧米諸国を中心に発展している。わが国では「セルフヘルプ支援センター」等の名称で運営されているものの、財政的にも厳しく全国的に広がっているとはいいがたい。

沖縄の当事者活動

保健所の精神保健相談員として地域活動に従事してきた永山盛秀氏は、その経験をさらに生かしたいと考え、保健所を中途退職して自由な立場で活動を続けた。彼の報告を紹介したい(6)。「障害を持ちながらも自立と納得のいく社会参加を目指す」をスローガンとして掲げ、1995年「ふれあいセンター」「ふれあい工場」を設立した。

仕事の内容は「宅配専門の移動スーパー」で、無農薬野菜、牛乳、蜂蜜などを仕入れ、お互いが通院している病院やクリニック、保健所などに販売に出かけた。対人関係の苦手な彼らにとっては通い慣れた施設の顔見知りの職員を対象に販売することはそれほど抵抗はなく、むしろ好意的に購入してくれるため自信につながった。

出張販売活動は波紋をよんだ。精神科の薬を服用している人に車を運転させることについてであった。主治医に処方変更をお願いしたところ減量してくれる医師もいて感謝した。事故処理班を配置した。事故が発生すると職場に駆け付け、被害者と加害者との話し合い、保険会社との手続きなどてきぱきこなし、仲間たちから頼りにされる存在であった。社会参加への自信を回復させた彼らは、多くの活動に乗り出した。クロネコメール便の発送業務も実施した（次ページ図22、現在は休止）。名刺専用の印刷機を導入し名刺印刷を始め、小生もお願いしたことを思い出している。県知事など多くの方々の名刺を印刷した。

全国精神障害者団体連合会（全精連）の第6回全国大会が、2000年10月7～8日の2日間、沖縄で開催された。参加者は1200余人で、その中には台湾から20数人、米国・オーストラリアからの参加もあって国際色豊かな大会であった。これまでの同大会の参加

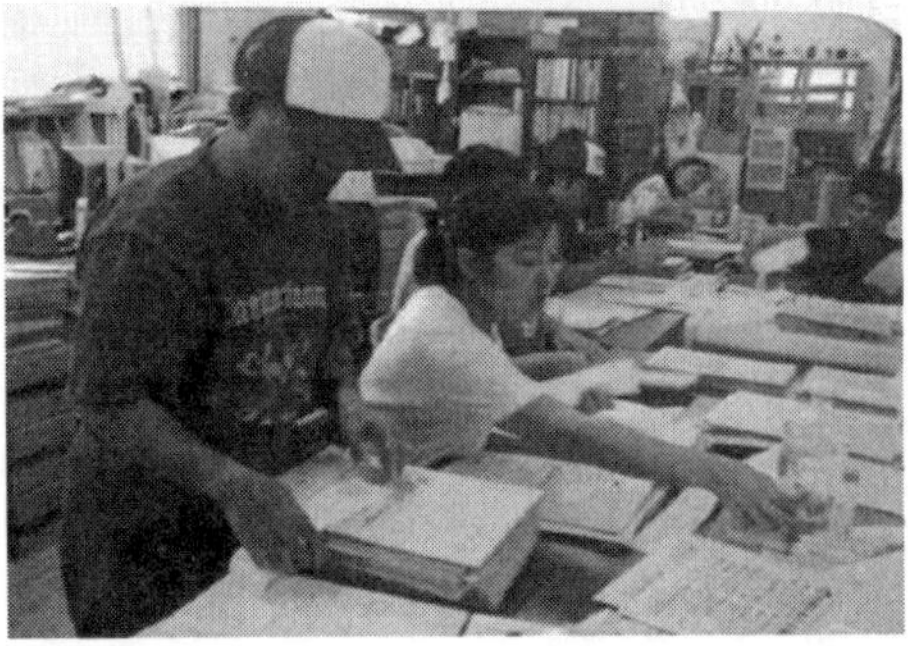

図22 当事者によるクロネコメール便発送のための仕分け作業（ふれあいセンター所蔵）

者は数百人規模だったので、沖縄大会は大成功だったと高く評価された。沖縄大会の成功は大きな自信となった。

第5節　デイケア・ナイトケア設置と意義

歴史と概要

デイケアについて、西村良二福岡大学教授（２０１１年）は次のごとく述べている。精神障害者の社会生活機能の回復や再発予防を目的として、個々の患者に応じたプログラムに従ってグループごとに治療する日中の活動である。ナイトケアは、デイケアと基本的には同一であるが、わが国では開始時間は午後4時以降、標準では1日に4時間の活動が行われている。デイケアが臨床実践として精神科医療の歴史に現れたのは１９３０年代の欧米であった。わが国では１９７４年に厚生省の許可施設として民間病院では福間病院（福岡県）、医育機関では福岡大学が認可された。

沖縄でのデイケア活動

沖縄でのデイケア活動は、1976年9月沖縄県立精神衛生センターで開始され、その後、県内各地に広がった。1990年の調査によると、53市町村のうち26（49・1％）市町村でデイケアが実施されており、他府県と比較して高率であった。そのうち23市町村（88・5％）で予算化されていた。医療施設では26施設中8施設（30・8％）でデイケアが実施されており、そのうち6施設が診療報酬の適用を受けていた。沖縄において地域デイケアが盛んな理由は、島成郎医師による保健師・行政職員の育成を通した地域精神保健ネットワークづくり、県立精神衛生センターの技術指導であった[3]。

デイケア活動は活発化し、各保健所で実施された地域デイケアの開催回数は、1991年度でのべ385回、参加のべ人数は3654人余りに達した。1995年度には、病院デイケアと地域デイケアの関係者が集まり、精神デイケア合同連絡会が開催された。

沖縄におけるデイケア活動の現状は以下のごとくである（精神保健福祉資料、2012年度6月30日調査、第4章文献26）。平成24年6月の1カ月間にデイケアを実施した施設は、ショートケア10、デイケア24、ナイトケア1、デイ・ナイトケア19、認知症デイケア11、いずれかを実施している施設37であった。人口100万対の施設数は、ショートケア7・1（括弧内に全国の値：7・9）、デイケア17・1（11・4）、ナイトケア0・7（1・3）、デイ・ナイトケア13・6（3・0）、認知症デイケア7・9（1・6）、いずれかを実施している施設26・4（12・7）で、ショートケア・ナイトケアを除くすべてで沖縄に多かった。

デイケア利用者ののべ人数（平成24年6月1カ月間）は、デイケア2万1533人、デイナイトケア1万6840人、ショートケア749人、ナイトケア338人、重度認知症デイケア8，455人であった。外来患者数に対する参加者の実人数の割合を全国と比較した。デイケアは6・0（6・3）%、デイナイトケア3・5（1・2）%、ショートケア0・7（1・7）%、ナイトケア0・1（0・2）%、重度認知症デイケア1・6（0・8）%であり、沖縄ではデイナイトケア・重度認知症デイケアが多かった。

第6節　社会復帰施設

社会復帰施設の概要

精神保健福祉法が1995年に施行されるとともに社会復帰施設・事業の充実が図られ

た。同法第50条は次のごとく定めている。精神障害者生活訓練施設は、精神障害のため家庭において日常生活を営むのに支障がある者が日常生活に適応することができるように、低額な料金で、居室その他の施設を利用させ、必要な訓練及び指導を行うことにより、その者の社会復帰の促進を図ることを目的とする施設とする。その他、精神障害者授産施設、精神障害者福祉ホーム、精神障害者福祉工場、精神障害者地域生活支援センターについても規定されているので同法を参照してほしい。

沖縄における社会復帰施設の歴史と現状

県内の社会復帰施設についてみると、1993年平和病院に入所授産施設「キャンプグリーンヒル」が設置された。この入所授産施設設置はわが国における先駆けであった。その後、施設数は増加し、2005年には生活訓練施設7、入所授産施設6、通所授産施設4、福祉ホーム5、地域生活支援センター9施設、計31施設となった[7]。福祉工場は設置されていなかった。全国の状況と比較すると、人口比で福祉工場を除くすべての施設で沖縄に多かった。入所授産施設に関しては全国の20%が沖縄に設置されていた。

障害者自立支援法が2005年に制定され、身体・知的・精神の3障害に対して一元化したサービスを市町村が中心となって提供することになった。サービス事業が再編され、一施設が異なる障害に多機能型のサービスを提供したり、ＮＰＯ法人が参入できるようになった。

精神障害者が利用する施設の状況は、入所サービス系は共同生活援助施設（グループホーム）９、宿泊型自立訓練施設6計15施設であり、開設者・運営者のいずれも医療法人であった（第4章文献26）。施設定員は３４４人で利用率は80・8％であった。通所サービス系は就労継続支援施設10、自立訓練（生活訓練）施設8、地域活動支援センター・指定相談支援事業所7、就労移行支援（一般型）施設6、就労継続支援A型施設1計32施設であり、開設者・運営者とも医療法人が多かった。定員４６８人、利用実人数６４９人、利用率は１３８・７％であった。

サービス状況を人口比（対１００万人）で全国と比較した。入所系の施設数では全国と差はなかったが、定員数は沖縄で２４５・7人、全国で１５１・8人と沖縄に多く、いっぽう通所系では利用実人数で沖縄４６３・8人、全国６１４・8人と沖縄で少なかった。沖縄では入所系が多く通所系が少ないといえよう。

障害者自立支援法は、２０１３年４月障害者総合支援法に改正された。精神障害者に対する地域生活支援は、「総合支援法」の制定により新しい時代に入った。

第7節　沖縄における精神科診療所の開設とその意義

沖縄における精神科診療所の先駆けは、城間政州医師による城間医院の開設（１９７７年）であった。その後、図10（66ページ）に示すごとく精神科診療所は新設され、現在（２０１３年6月30日）では50施設となった。人口10万対の施設数（２０１２年6月30日現在）は３・8施設で、全国の2・9施設に比較して多かった。精神科診療所に勤務する医療従事者数を人口10万対の値で全国と比較すると差は殆どなかった。

受療状況についてみると、２０１２年6月1カ月間の外来患者（主たる病名が精神障害）数は実人数で2万７４９人、のべ人数で3万６８４９人であった（第4章文献26）。いっぽう精神科病院の外来患者数は実人数で1万９４５８人、のべ人数で6万８３６人であった。実人数で両施設群間に差がないことは、県内の外来患者の半数を精神科診療所が担当していることになる。のべ人数で精神科病院に多いことは通院間隔が短いことを意味しており、重症患者の割合が多いことが関連していると思われる。いずれにしても、県内の精神科医療の中で精神科診療所の果たす役割はとても大きい。参考資料として通院・入院別にみた患者数の年次推移を図23に示した。入院患者は漸減し、外来患者は増加している。

精神科診療所に勤務する精神科医は、専門性を生かした外来診療を実施している。沖縄県精神科診療所会の知念襄二会長（福の木診療所院長）は、「沖縄県の精神科クリニックの推移と現状」の中で以下のごとく述べている。[8] 県内のクリニックは増えてきたが、時代の要請の中で各クリニックに特徴がみられるようになった。薬物依存当事者・回復者の自助運動と連携したクリニック、てんかん、認知症、児童・思春期、産業メンタルヘルス、性同一性障害、リハビリテーション、就労支援・地域生活支援などに重点を置いたクリニックがみられる。特に家庭内暴力、性的いやがらせ等の女性に対する被害についての相談・診療を重視したウィメンズクリニックが2施設あることは特筆できるとしている。

精神科診療所の活動の一例として、あらかきクリニックを紹介したい。西村直之院長（現在の所属：新垣病院）は、関係者の協力を得てNPO法人「ぱちんこ依存問題相談機関リカバリーサポート・ネットワーク」を立ち上げた。[9] IP電話を活用した電話相談事業を中心に、広報・啓発、相談員の育成、介入・回復プログラムの開発などに取り組んでいる。電話相談は月に約300件が全国から寄せられ、2006年の設立から2014年5月末まで1万3000件を超えている。院長は次のように述べている。「ギャンブル問題対策

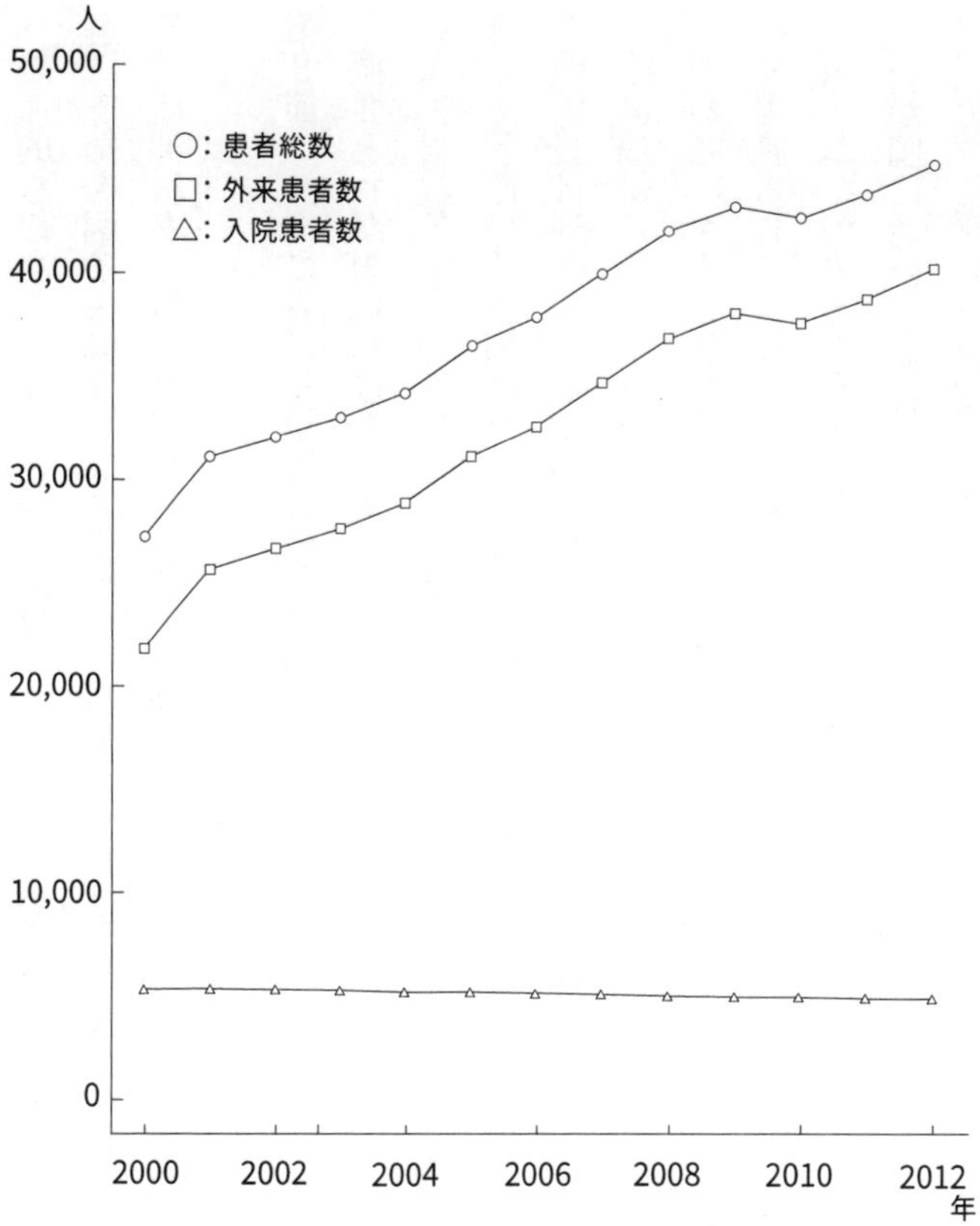

図 23　沖縄県の精神科医療施設における受療状況の年次推移
（『精神保健福祉資料、平成24年度6月30日調査の概要』〈第四章文献27〉より）

への法的な義務設定がない国や地域において、遊戯産業とＮＰＯ法人が協働し依存問題の解決支援を図る民間プロジェクトは、世界でも珍しく先駆的な取り組みである」としている。精神科クリニック院長による沖縄発の活動であり大きくはばたいてほしい。

第８節　沖縄における精神科救急医療の進展

概要とわが国における歴史

精神科救急医療の任務は、迅速な危機介入による在宅ケア支援と不幸な事象の未然防止、そして手厚い急性期医療による重症例の予後改善であると千葉県精神科医療センター平田豊明所長は述べている。[10] 精神科救急医療には、個別の医療施設が担当する患者を対象に自発的に提供する「ミクロ救急」と国・都道府県等が運営する精神科救急医療体制により提供される「マクロ救急システム」がある。「ミクロ救急」については、各施設で可能な範囲で実施されているものの統計資料として示されていない。そこで本稿では「マクロ救急システム」のみを取り上げた。

わが国における精神科救急事業は、１９９５年に開始された。精神科救急医療圏の設定、精神科救急医療施設の指定、輪番制などの導入、連絡調整委員会の設置が求められた。

2002年精神科救急入院料病棟が新設され全国に普及した。その後、移送制度の新設など改善がみられている。2008年には「精神科救急医療体制整備事業」として精神科救急医療施設の類型化が示された。すなわち「病院群輪番施設」「常時対応施設」「身体合併症対応施設」「外来対応施設」「支援病院」の5類型である。

沖縄における進展

沖縄県では、1992年沖縄県精神保健審議会は県知事に対し精神科救急医療体制の必要性を具申した[11]。その後、精神科救急医療実態調査委員会、実務担当者会議などが設置され実態調査の実施、審議を経て1998年6月1日精神科救急医療がシステムとしてスタートした。これは全国でも早かった。精神科救急入院料病棟は、2005年に新垣病院（45床)、2007年平安病院（42床)、2011年天久台病院（48床)、計135床が設置された。

沖縄の精神科救急の現状を、日本精神科救急学会が示した「機能評価法」を用いて評価すると、基本事項、精神科救急体制連絡調整委員会、精神科救急情報センター、精神科救急医療施設、搬送体制、支援病院の各項目において基準をほぼ満たしていた。

第9節　総合病院精神科における医療―合併症治療とコンサルテーション・リエゾン精神医学の実践―

沖縄における総合病院精神科の歴史をみると、1967年に県立宮古病院、1973年県立八重山病院、1974年琉球大学病院、2006年県立南部医療センター・こども医療センター（センター病院）に精神病床が設置され診療が開始された。

精神病床は置かれていないものの1986年に那覇市立病院、1989年県立中部病院、2000年沖縄協同病院で常勤精神科医が診療を開始した。現在（2014年6月）精神病床を有する総合病院4、有しない総合病院3、計7病院で精神障害者に対する身体合併症治療が行われるとともに、コンサルテーション・リエゾン精神医学が実施されている。沖縄の現状を全国のそれと比較したいが、適当な資料を見出せなかった。

「センター病院」宮川真一精神科医長は、病棟の現状について次のごとく述べている。[12]本病棟は県内唯一の合併症専門病棟であり、全国的にも合併症に特化した精神科病棟の数は少ない。精神病棟において身体科医を主治医とするリエゾン精神病棟方式の採用も先駆的である。合併症病棟は、精神病床5床（精神病棟）と隣接する一般病床14床、計19床である。本病棟の主目的は急性期の身体治療であり、精神疾患が重症で行動上の問題が懸念される場合は、精神病床での閉鎖処遇とし、精神疾患が中等症までの場合は一般病棟で解放処遇が原則である。精神医療の内容は治療継続、危機介入が中心で、退院については身体科医の判断が優先され、精神病棟退院後の精神医療は他病棟に転棟してリエゾン診療を続けるか、他の医療機関に委ねるかであるとしている。

病棟開設から5年間（2007年4月～2012年3月）の精神病棟（5床）の実績は、入院総数687人（男女比は6：4）、平均年齢54・1歳、平均入院日数13・0であった。小規模の病棟で成果を上げている理由は、急性期身体治療に特化したリエゾン精神病棟の機能である。在院日数で比較すると東京都での3倍の効率で病棟を回転させている。その他、院内の前方病棟（救命救急センター）と後方病棟（合併症治療が行える一般病棟）のバックアップ機能、院外における北米型システムの救命救急センターによる速やかな受け入れ、地域精神医療機関の転院協力による円滑な連携フォローの形成があげられる。これらの条件を備えていれば、20床で県全体の救急合併症医療が実現できると思われるとしている。

第10節　沖縄県精神保健・医療・福祉連絡協議会の設立と意義

標記協議会（連絡協）は、2001年6月1日設立された（次ページ図24）。目的は、沖

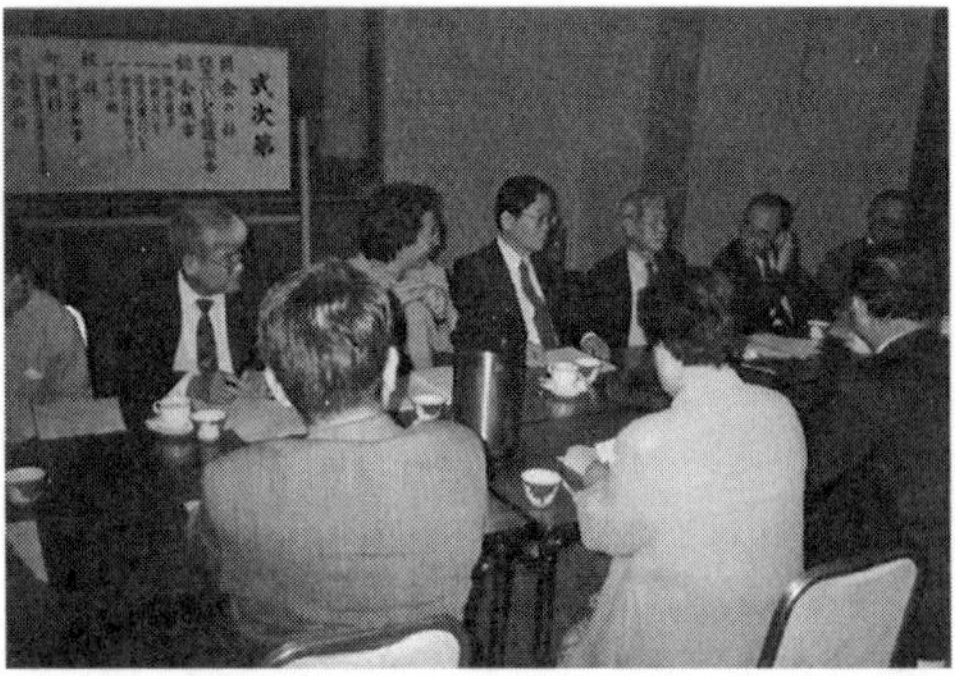

図24 沖縄県精神保健・医療・福祉連絡協議会設立総会に向けた役員会＝那覇市、2001年6月

縄県の精神保健・医療・福祉に関する組織、機関、施設等が相互の連絡を密にし、連携を図ることにより沖縄県におけるこの領域の発展に寄与することであった。

事務局は財団法人沖縄県精神保健福祉協会に置かれ、会長に筆者が就任した。参加団体は、沖縄県保健所長会、沖縄県看護協会、沖縄県精神科病院協会、沖縄県臨床心理士会など18団体であった。冊子「沖縄県精神保健・医療・福祉連絡協議会概要」を年1回発行し配布した。冊子には、各加盟団体ごとに事業・活動の概要、会員・役員名簿が紹介されたほか、本協会の委員会活動の状況などが報告された。この内容は本協会のホームページでも紹介された。

委員会活動として「当事者と家族を支える」「家庭と学校の精神保健」「重大犯罪の防止」「自殺防止」「合併症病棟」の各実行委員会が置かれた。当事者と家族を支える実行委員会（委員長・平松謙一琉球大学助教授）は、「ピアカウンセリング講習会」「精神保健連続講座」「家族相談員のためのエンパワーメント講座」などを県内各地で開催した。この実行委員会の活動は、当事者・家族が真に求めていることに対する地道な支援活動であった。

「合併症病棟」委員会活動について述べる。県立那覇病院の建物が老朽化したため、21世紀にふさわしい高度多機能病院が建設されることになった。合併症病棟の設置が議題として正式に取り上げられたが、434床と総病床数が限られていたため、予断を許さない状況となった。そこで、街頭署名活動を実施し署名者名簿（3万5280人分）を稲嶺惠一県知事に提出した。その後も紆余曲折はあり難航したが、連絡協を中心とした多くの関係者の努力により現行の体制で診療できることになった。

合併症病棟委員会について裏話として多少追加したい。本実行委員会（委員長・中山勲県立精和病院院長）は、頻回に開催されたほか、県庁の担当部局長に対する要請、関係する県会議員13人との会合、地元紙による精神医療座談会「多機能病院に精神科病棟」に参加などの活発な活動を展開した。県庁前の街頭署名活動には、実行委員のみならず多くの当事者・家族も参加した。筆者も街頭に立ったが、生涯で初めての経験であった。実行委員会を中心にして、当事者・家族を含む精神保健・福祉関係者が県民を巻き込んで熱く燃えた年であった。

精神障害者による重大犯罪が、2001年7月〜8月に県内で連続して発生した。西原町の事件は、被害者が本連絡協の重要メンバーであり、身近な存在であった。佐敷町の事件は、被害者が加害者の両親であったほか、ウォーキング中の住民、さらには遊んでいた小学生、幼稚園児を巻き込んだこともあって、県内に大きな衝撃が走った。急遽、本連絡協の運営委員会を8月7日に開催し委員会を立ち上げた。

重大犯罪の防止に関する実行委員会（委員長・国立療養所琉球病院石垣一彦院長）は、2001年12月「精神保健・医療・福祉を推進するための提言―障害者の事故・事件の防止対策を含めて」をまとめ、県庁内の記者クラブで公表した。提言は相談窓口の増設、精神科医療救急システムの充実、地域における生活支援の強化など8項目にわたる具体的な内容だった。

第11節　離島における精神医療

県内には39（2013年現在）の有人離島がある。人口は2010年現在、宮古島市約

5万5０００人、石垣市約4万8０００人、久米島町約8６００人、竹富町3９００人、与那国町約1５６０人などである。宮古島市・石垣市にはそれぞれ県立総合病院、久米島町には公立久米島病院があり、精神科医療が行われている。県内の離島には上記のほかに診療所が置かれているが精神科医はいない。

県立宮古病院

宮古病院精神科は1９６7年に開設され精神病床は50床であった。病床は不足したので1９８3年に1００床に増床し開放・閉鎖の2病棟制となった。精神科開設20周年を迎え記念誌（1９８7年）が刊行された。外来統計によると初診患者は年間69〜1０8人、再来患者は1日平均19〜25人で経年変化は殆どなかった。私宅監置の解消、病棟の準開放化、巡回診療、地域デイケア、保健所との連携強化、家族会の結成などが積極的に行われてきた。精神医療のレベルはかなり向上した。

同誌編集委員長の山本和儀医師は、同記念誌で次のごとく述べている。[13]「・・・・高遇な地域医療の理想はどの程度に実現してきたといえるであろうか。昭和40年代の地域精神医療の台頭の波に乗り、高く掲げられた理想は今では空しく忘れられてはいないだろうか。・・・・現在の医療状況をみつめる時、20年の歳月とともに家族を失い、仕事を失い、社会で生きていく自信を失って病棟に沈殿してきた多くの患者の姿が痛ましく思われる。この人達のために何かできることはないのか、何かすべきことは無かったのかと問うてみる。・・・・新しい病棟ができてもう4年になろうとしている。この明るく広々とした開放病棟でのおおらかな医療が何の疑いもなく日常化しているが、足りないものがある。高く理想を掲げ地域医療に取り組む熱意と新たな展望かもしれない」と結んでいる[13]。

沖縄県立病院年報（2012年度版）によると、精神科医は4人、一日平均入院患者数は35・3人で病床利用率は70・6％、一日平均外来患者数は64・3人であった。心理士はおらず作業療法／理学療法士3人が採用されていた。離島医療の最大の課題は、医療従事者、とくに医師の確保である。これは精神医療に限らず医療全般の問題であり、社会問題でもある。宮古病院については、県立精和病院・熊本大・琉球大などが医師派遣に協力してきたが、医師確保に関する何らかのシステムが望まれている。

県立八重山病院

八重山病院精神科病棟は、1973年に開棟した。初代の常勤医師は、沖縄本島出身の崎浜秀樹医師で1974年から約7年間勤務した。崎浜医師は次のごとく述べている。[14]「彼らはたかだか5~10年前から患者、看護婦と呼ばれるようになっているけど、そのずっと前から同じ島人であった。同じ島人として例え潜在的だったにしてもお互いに関係し合って生きてきたし、これからも生きていくだろう。この関わりが大ぴらに外に向かって表明されることのない、同じ島人の内々の関係であり、（姓ではなく名を）呼び捨てにしあうのが自然な関係の内実である」。

派遣医として勤務した村上優医師（国立肥前療養所医師、前琉球病院院長）は次のように述べている。「八重山ではぎりぎりの限度まで入院を回避する努力がなされていた。そのため、看護者や保健婦が頻回に訪問を行っていたし、家族や住民も本土では考えられない程よく患者につきあっていた。・・・・患者宅への訪問は、精神衛生相談員・保健婦・福祉ケースワーカー・病院職員により、個別にあるいは協同で行われていた。本土では、これほど密に協力して訪問できる体制になく、うらやましい限りである・・・・」。崎浜医師の「内なる関係」さらには「頻回の訪問による入院の回避」「家族・地域住民による世話」「他職種協働」などが、八重山における地域精神医療の原点であろう。

八重山病院精神科は、精神病棟の開棟から1年後の1974年から八重山郡島内の離島へ巡回診療を開始し、2カ月に1回、各離島を訪問した。病院からは医師と看護師、現地では駐在保健婦が加わった。各家庭を訪問するが、波照間島では保健婦駐在所に集まってもらった。自然にデイケアのような活動が生まれた。診療所にも立ち寄り情報を交換した[15]。以上のような巡回診療などをとおして地域医療に貢献しているとして2005年日本精神神経学会の精神医療奨励賞が与えられた。

沖縄県立病院年報(2012年度版)によると、八重山病院精神科の医師は3人、一日平均入院患者数は23・4人で精神科病棟(50床)の利用率は46・8%、一日平均外来患者数は57・2人であった。心理士はおらず、作業療法士/理学療法士3人が採用されていた。医師は、神戸大学中井久夫名誉教授などの御尽力もあって神戸大学から派遣されている。

公立久米島病院

沖縄県と市町村が協同して病院事業を行う初めての試みとして2000年公立久米島病院が設立された。久米島病院は久米島地域での中核的医療機関である。久米島病院には精神科病棟はなく、現在(2014年5月)のところ県立精和病院から2人の医師が交代で毎週土曜日に外来診療を行っている。診療を担当している前田浩県立精和病院副院長によると、１日外来患者数は新患1～2人、再来20～30人で、最近の新患は気分障害、適応障害が増えているとのことであった。

久米島での精神科医療の歴史を振り返ってみたい。久米島での精神科医療は、まず保健所の巡回クリニックから始まった。具体的な内容は本章第2節「保健所活動」を参照してほしい。31年間久米島で勤務した宮里恵美子駐在保健師は、巡回クリニックについて次のごとく述べている。[16]「何もできないと自宅に長らく引きこもっていた患者が、野外活動をしたときにスポーツの得意な青年であることがわかり、以来スポーツを通して仲間の世話役として活躍したが、50代半ば頃、治療半ばに状態が悪化して死亡した。・・・・彼らはせっかく自分の世界から脱出して社会参加を果たしたが、活動半ばにして遠く旅立っていった。巡回診療の成果を証明できると思える若い患者たちが、私たちの予想を上まわって早世してしまった。・・・・早い時期からの健康管理に注目すべきだった」としている。30年以上に及ぶ地域活動の継続があって気付かされたことであろう。身体合併症対策の重要性を示唆しているのだろうか。

小規模離島

県内には40の有人離島があり長崎県に次いで多い。既に述べた宮古・八重山・久米島を除く離島は、主として人口400〜1500人程度の小規模離島であり各離島の状況に応じた精神医療が行われている。

粟国村は那覇市の北西約60キロメートルに位置する1島1村で人口は約800人である。旧暦を中心とした伝統行事が多く飲酒の機会もあり、酒害者は少なくない。南部保健所が中心となり巡回診療が1978年から開始され、1982年から断酒会が発足し、これらは現在まで続いている。断酒会には医療関係者のみならず、民生委員・児童委員、養護教諭、役場職員、婦人会会長、警察官などが支援者として参加しており、島ぐるみで断酒会を支えている。(17) 断酒会は親睦の場でもあるようだ。酒害者対策はもとより、身体疾患対策、さらにはメンタルヘルス不調の早期発見・対応にも役立っているのであろう。当事者の酒害体験を小学校で生徒に伝えたこともある。このことは、健康教育であるとともにアルコール依存症に対する立派な一次予防活動である。離島における少ない社会資源と人材を、断酒会の集いを通して有効に活用し、これが精神医療のみならず保健・医療全体を支えているのであろう。

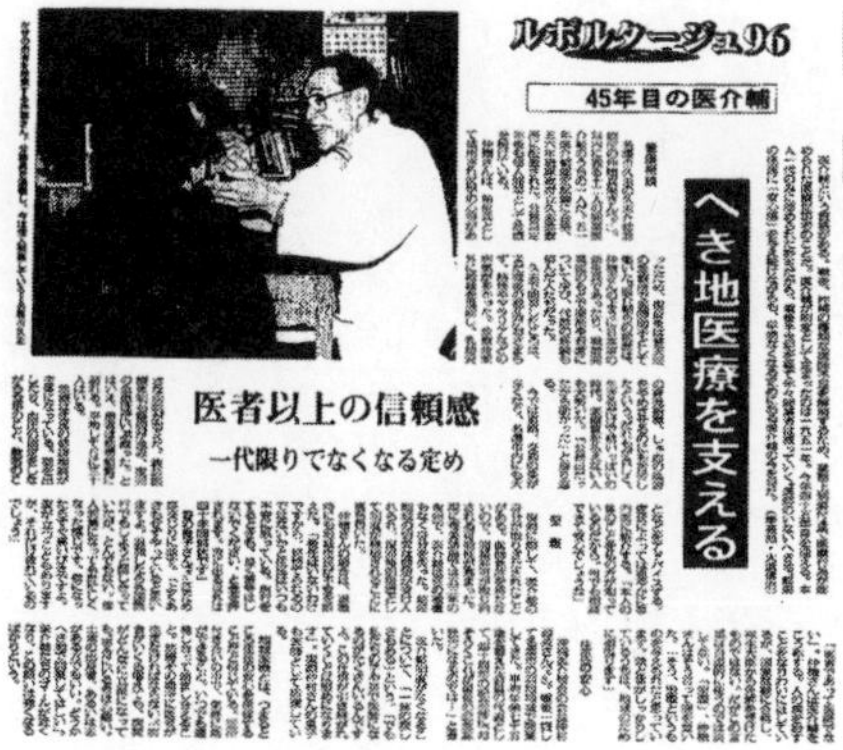
ルポルタージュ96
45年目の医介輔
へき地医療を支える
医者以上の信頼感
一代限りでなくなる定め

図25「ルポルタージュ96 45年目の医介輔「沖縄タイムス」1996年3月1日夕刊）

南・北大東島、座間味島には、オリブ山病院（精神科病院、那覇市）医師が月に1回各離島を訪問し診療している。同院のボランティア活動に依存していることになるが、複数の施設による支援体制、行政による制度作りなどが必要ではないか。

医介輔の果たした役割

医介輔については第2章第3節で概略を述べたが補足したい。筆者が当地に赴任して間もない1985年、医介輔の年1回の集会で講演を依頼されテーマを「性機能障害対策」としてほしいと頼まれた。住民、とくに男子高齢者から質問され返答に困っているとのことであった。住民は医師にこのような質問を気軽にできるだろうか。

地元紙「沖縄タイムス」（1996年3月1日夕刊）

に「ルポルタージュ96―45年目の医介輔―へき地医療を支える」（前ページ図25）が掲載された。「医者以上の信頼感」の大きな見出しで医介輔の活躍を伝えている。医介輔は次のごとく述べている。「地域医療は、つまるところ住民の安心を確保することだと信じている。医者がどんなに増えても病院がどんなに立派になっても住民が安心して暮らせないといけない」。脈を診ながら血圧を測りながら住民の悩みを受容・共感し、各種の相談に応じていたのだろう。医介輔はもういない。

第12節　おわりに―地域精神医療のさらなる進展を願って

久米島巡回診療が1971年から開始された。その後デイケアがスタートし家族会が結成された。この活動が本島における「心の輪を広げる集い」の開催へと発展した。久米島での成功は島成郎医師の指導的な役割に負うところが大きい。

島医師の友人の一人である森山公夫陽和病院院長は「追悼文」の中で次のように述べている。[18]「安保闘争の挫折を越えるなにものかを求めて、沖縄にはばたく決意を固めたのでしょう。・・・・久米島での保健婦たちとの地域巡回活動で、そこでの試行錯誤を踏まえた活動の展開がやがて大きな『人の輪』の広がりを生み、家族会の誕生とあわせて沖縄での『心の輪を広げよう』という一大地域活動の母体となってゆきます。・・・・初期のレッドパージ闘争からブント結成、安保闘争へ、そしてその後の精神医療改革運動、とりわけ地域活動へと島さんは社会主義の実現のため全身全霊をこめて情熱的かつ誠実にとりくんできました。」と述べている。島医師は久米島での活動、地域精神医療などについて単行書を出した[19]。

うつ病デイケアが、県総合精神保健福祉センターで行われている。デイケアプログラムに認知行動療法を組み込んだ内容であり、すぐれた治療成績を上げている。この実績が認められ仲本晴男所長は、日本うつ病学会で第1回学術奨励賞（２００６年）を受賞した。精神科病院のイメージとして「入院」「薬」があると耳にする。精神科病院・精神医療・精神障害者に対するスティグマ（偏見）を減弱させるためにも、精神療法のさらなる普及が求められている。

沖縄での家族会の始動は、全国的にみても早く１９５８年であろう。家族会は沖縄県精神障害者福祉会連合会（沖福連）としてまとまり、現在では14の地域家族会から構成されている。家族の高齢化が進む中、関係者のさらなる理解と協力が望まれている。当事者活動は、永山盛秀南部保健所元精神保健相談員の支援によるところが大きい。特定非営利活動法人「ふれあいセンター」などを立ち上げ、有限会社として発展させている。筆者は病院長時代に名刺の印刷をお願いしたが、裏面の英文印刷は初めてのようで苦労させた。料金は安く、仕事は丁寧で職場まで配達してくれる。積極的に利用したいものだ。これまでの実績が認められ、２０１３年度日本精神障害者リハビリテーション学会で第６回ベストプラクティス賞を受賞した。

精神科診療所が１９９０年代から急速に増えその存在感は年々増している。診療所は、精神科病院に比べ小回りが効くこともあって時代の変化にともなうニーズの多様化に機敏に対応しているといえる。

「センター病院」に身体合併症治療病棟が設置されている。この病棟の特徴は、リエゾン精神病棟方式であり、県内はもとより県外にも広がることが期待されている。この病棟の設置は、「連絡協」の目に見える大きな成果であった。保健所長会などを含む県内の関連団体で組織する本「連絡協」は、全国的にも数少ないと思われ活発な活動が期待されている。

沖縄の地域精神医療は、全国平均よりはるかに劣る沖縄の精神医療状況の中で、さらに諸活動に困難を伴う離島を舞台に始まった。保健所、駐在保健婦、嘱託医などの非常勤医師、市町村関係者が、当事者・家族・地域住民を巻き込み、人の輪を重視して活動を展開した。特別に準備された施設はなかった。このような状況で活動する以外に方法がなかったともいえるが、一方、これこそが地域医療の原点であろう。離島での地域精神医療の実践、それに伴う苦労が多くのことを教えてくれており、地域精神医療の原点が離島にはまだ残っている。この原点を現在にどう生かすかが問われていよう。

第6章　沖縄における予防精神医療の歩み

第1節　筆者の予防精神医療プロローグ

筆者が精神科医になって間もなくの頃（1963、昭和38年）、週1日のパート医として民間精神科病院に勤務した。受持患者は慢性統合失調症者20人ほどであった。大部分の患者は畳の大部屋で隅を選ぶように日中でも臥床しており、昼食の合図で起き上がり、うつろな表情と前屈みの姿勢で箸箱と湯飲みを持ち食堂に集まってきた。診察室で面接しても、悩み苦しみを訴えることは殆どなかった。このような患者を院長は選んで下さったと思うが、精神病理学的興味はあるものの精神科医として治療的役割を果たす力量がなく、無力感、治療的ニヒリズムに襲われた（図26）。

東京大学精神科臺弘教授の講演（テーマ：統合失調症の再発と生活臨床）を1967年に拝聴した。講演後の質問で統合失調症の一次予防についてお考えを伺った。どう答えられたかは記憶していないが、フロアで「君、一次予防の質問は初めてだったよ」と嬉しそうに語りかけて下さった。その時、先生は統合失調症の一次予防の重要性と必要性を十分に理解して下さっていると確信すると同時に、予防活動における慎重さの必要性を強く感じ

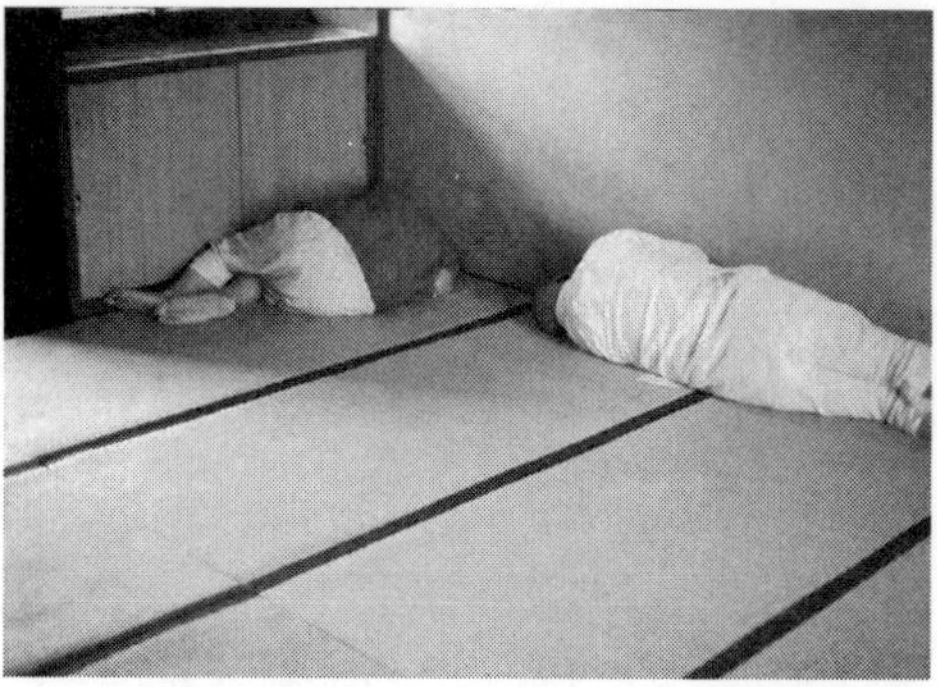
図 26 精神科病院の病室。定員15人ほどの和室（鳥取県米子市、1963年、筆者所蔵）

た。

大学紛争の影響で研究らしい研究ができない状況の中で、「薬物の副作用」研究は可能であったし、副作用の出現しやすい高齢者に対する臨床薬理学的研究にも周囲からの抵抗はなかったので実施していた。しかし、離島県であるが故に自己完結型医療が求められる沖縄で、しかも新設の大学で学生を引きつけるには精神医学の王道、すなわち「精神病の病態研究」と「予防精神医学」がより重要と考えた。これ以外にはないとさえ思った。

琉球大学に赴任し、医学生を対象にした「精神医学」の系統講義（1987年）で、統合失調症の一次予防について現状と夢を語った。精神障害の一次予防が可能かとの学生の驚きと予防に対する学生の強い期待を感じた。その後、このことが筆者の心の支えの一部になっている。

学術雑誌「精神医学」から「巻頭言」を依頼されたの

で、思い切って「精神障害の予防をめぐる雑感」（1990年）のテーマで予防について述べた。[1] 厳しい批判を予想していたが反論はなく、「先生よく書いて下さった、予防が語りやすくなりましたよ」と、わが国における「予防精神医学」の先駆者の一人である長崎大学岡崎祐士助教授（当時）から喜んでいただいた。この頃から「予防精神医学」が学会の場で語れるようになり筆者らの活動は加速化した。

第2節　予防精神医学・医療の定義と概念

精神障害に限らずすべての障害に適応できる予防の定義としてリーベル Leavel I H とクラーク Clark E C（1953年）は、予防を3段階に分け次のごとく述べている。[2] 一次予防は障害・機能低下の発生予防であり発生率を減少させることにより有病率を減らす、二次予防は障害の期間を短くすることにより有病率を低下させる、三次予防は疾病・障害によって二次的に生じた障害・能力低下を軽減させ、社会復帰を促進させることである。

発生（率）を米国の著名な心理学者アルビー Albee G（1979年）は次のごとく仮定した。[2] 発生促進因子として器質因子、ストレス、exploitation（搾取）、発生防御因子として個人の対処技能、自尊感情、支援グループを取り上げた。予防的介入は、発生促進因子を

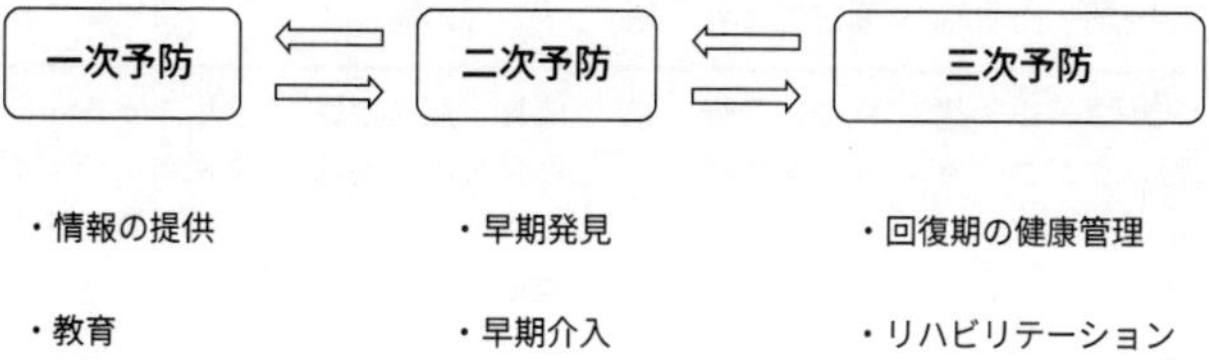

図27　予防的介入の流れ
可能な限り早い時点（より左）での介入が望ましい。一方、三次予防の中に二次予防、二次予防の中に一次予防もある。

減弱させ防御因子を強化することだとしている。

予防的介入は一次から三次まで個別的に行われるのではなく、図27に示すごとく連続したものであり、介入が早ければそれだけ効果は大きい。早期介入の有効性は多くの研究結果から明らかになっている。図では可能な限り左方での介入が望ましいことになる。

発達段階に対応した予防的介入もある[2]（次ページ表8）。予防的介入には個人、学級（クラス）、地域、国など各種のレベルがあり、介入のタイプとしては、薬物・栄養などの生物学的介入、運動などの身体的介入、問題解決技法などの学習的介入、生活技能訓練、社会的支援、就労訓練、報道関係機関への介入などがある。

表8　発達段階に対応した予防的介入

胎児期・出生時	新生児・乳児期	児童期	青年期
アルコール・薬物（タバコ）使用の節制ないし禁止	成長・発達・栄養などに関する教育	成長・発達の遅れなどの定期的スクリーニング検査	アルコール・薬物使用に関する教育と早期介入
予防的介入が考慮された妊婦検診と出産訓練	適切な育児と養育の訓練	対人認知障害を解決するための技術向上	危機介入支援ネットワーク
	定期検診	学習に対する積極的態度を育む	将来に対する希望を育む
シートベルト	シートベルト	シートベルト	シートベルト

（Silverman MM、1995、文献2より一部抜粋）

第3節　予防精神医療の歴史と現状

欧米の歴史と現状

統合失調症の発症予防の必要性は、少なくともクレペリン Kraepelin E が本症を早発性痴呆とした1890年代以後、本症が難治性であるが故に考えられてきたであろう。遺伝学的研究によると、統合失調症患者の子どもが本症にかかる危険率は16・4%で、一般成人の0・85%よりはるかに高いことが明らかとなった。そこで本症の発生機序の解明、発症予防の対象として、本症の子が高危険児として取り上げられた。本格的な高危険児研究は1950年代後半から1960年代にかけデンマーク、イスラエル、アメリカ合衆国、フィンランドなど欧米諸国を中心に開始され、高危険児が統合失調症の好発年齢に至るまで追跡調査され、発症群と非発症群との間で各種の指標が比較された。

統合失調症の危険因子として、各種の研究結果から以下のことが示されている。個体側の危険因子として、未熟児出生、低体重、小頭囲、乳幼児期の微細神経運動障害、乳幼児期の運動機能と言葉の発達の遅れ、学童期における陰性行動（非自発性、受動性など）、知能の軽度の低さ、一人遊びの傾向、対人場面での強い不安、そして注意・情報処理検査における検査値の偏りなどが明らかにされている。

環境側の危険因子としては、妊娠・分娩障害、新生児障害を含む産科合併症、冬季出生、ウィルス感染、低栄養、母親妊娠中の父親の死亡、母親の入院などによる養育の剥奪、母親の対人関係の障害などが示されている。防御因子は示されていないが、危険因子の数が少なく、危険度が低いほど発症の危険性は低くなろう。

統合失調症の一次予防を目指して行われた研究の結果、危険因子を見いだすことはある程度に可能であった。しかし、これらの危険因子の減弱を、予防活動の中で実施することは容易ではなかった。そこで、予防活動の目標は一次予防から二次予防、とくに早期の二次予防に移った。

第1回国際早期精神病学会（マックゴリー McGorry P 会長）が、1996年オーストラリア・メルボルンで開催され筆者も参加した。高危険児研究など一次予防に関する講演もあったが、主として再発予防、早期発見・介入、初回病相での治療の重要性など早期二次予防に関する実践研究の結果が報告された。参加者は500人前後で精神科医のみならず、看護師、臨床心理士など多職種が参加していた。一次予防より現在、可能でかつ重要である二次予防に力点を移すことにより、研究・実践活動が大きく広がっている印象を受けた。講演ごとに大きな拍手がおこり、質問者の列ができるなど会場は熱気にあふれていた。

第6回は再びメルボルンで開催（2008年）されたが、参加者は第1回の約500人から約1000人に倍増し、機関誌「Early Intervention in Psychiatry」が創刊された。同誌の「巻頭言」で編集長・理事長のマックゴリー教授は次のごとく述べている。(3)「早期介入がメンタルヘルス改革において間違いなく『最高の買い物（最善策）』であることは、その圧倒的な論理性と蓄積中のデータから明らかである・・・早期介入は貴重な資金の無駄遣いを防ぎ、深刻で永続的な精神障害により被る負担を抑える上で非常に優れた戦略である」。マックゴリー教授は2011年、早期介入などの実績が認められ「Australian of the Year」賞を受賞された。本学会は発展を続け、第9回大会は2014年11月アジアで初めて東京で開催された。

本領域における現在の主なテーマは以下の2点である。第1は精神病症状が既に出現している、すなわち顕在発症し診断基準を充たす状態にある患者に対して、治療をいかに早く開始するかである。顕在発症してから治療が開始されるまでの期間、すなわち未治療期間（Duration of Untreated Psychosis, DUP）の短縮である。「早い治療は良好な予後」は医学・医療の根本原理である。このことは、とくに初回の病相で重要となる。

第2は明らかな精神病症状は認められないが、前駆症状と考えられる症状が現れている状態、すなわち前駆状態、あるいは発症危険状態（At-Risk Mental State, ＡＲＭＳ）と考えられる状態の者に対する予防対策の実施である。この場合、倫理問題を伴うため、当事者・家族の同意が必要となる。

早期発見・早期介入のサービスモデルとしては、オーストラリア・メルボルンの「早期精神病予防・介入センター（Early Psychosis Prevention and Intervention Centre, ＥＰＰＩＣ）」、イギリス・南ロンドンの「ラムベス早期開始（Lambeth Early Onset, ＬＥＯ）サービス」、カナダ・トロントの「初回精神病プログラム（First Episode Psychosis Program, ＦＥＰＰ）」、カナダ・カルガリーの「カルガリー早期精神病治療サービス（Calgary Early Psychosis Treatment Service, ＣＥＰＴＳ）」が知られている。その他ノルウェー、デンマークなどでも積極的な活動が実施されている。

わが国の歴史と現状

わが国では、１９５９〜１９６０年にかけて「安保闘争」が全国規模で展開され、１９６０年代には「大学紛争」が起こった。大学での研究活動は停滞し、高危険児研究自体がハイリスクとの考えもあった。

単行書「精神分裂病」（1975年）の中で加藤伸勝京都府立医科大学教授は次のごとく述べている。「筆者は、精神医学において、全く欠けているもの、不足しているものは何であるかを問うときに、狭義の治療のみが医療の総てであるという昔ながらの思想が、その問いかけすら排除していることに思い至ってほしいとかねがね思っていた。・・・医療は発展していく。発展しなければならない。そして近い将来、『精神分裂病の予防』が懐疑なしに語られる日が来ることを信じたい」と予防の重要性を指摘された。

統合失調症の再発予防五カ年計画が群馬大学精神科で開始されたが、その間、江熊要一助教授らにより「生活臨床」が提唱され、再発予防（二次予防）の指針となった。

沖縄で発足した日本精神障害予防研究会

第16回日本社会精神医学会が、1996年3月沖縄で開催されることになったので、シンポジウム「社会精神医学における新しい戦略―精神分裂病の予防の可能性」を企画した。司会は、筆者と東京医大加藤正明教授、演者として丹羽真一東京大学講師（現福島県立医大名誉教授）、岡崎祐士長崎大学助教授（前東京都立松沢病院院長）、臺弘坂本医院医師（元東京大学教授）、マックゴリー McGorry P メルボルン大学教授、仲本晴男琉球大学講師（現沖縄県立総合精神保健福祉センター所長）であった。

学会が約1週間後に迫った日曜日の朝、加藤正明先生から筆者の官舎に電話があった。シンポジウムの司会を引き受けているが辞退したい。自分の名前を外してもらえないか、「予防」の副題は学会が混乱する原因になる、自分は初代本学会の理事長であり、学会が混乱すると会員に迷惑がかかるので是非とも下りたいとの内容であった。プログラム、抄録集、学会場の各種垂れ幕も既に完成している、不穏な動きには細心の注意を払っているが現在のところ問題はないなどと状況を丁寧にお話しし、申し訳ないと思いながらも予定通り司会役を了承してもらった。当日、不穏な動き、混乱はなくシンポジウムは予定通りに終了しほっとした。

日本精神障害予防研究会の発会式が、先の学術集会最終日の夕方開催された。参加者はシンポジウム演者を中心とする10人であった。学会が混乱なくしかも盛会裏に終わった安堵感と予防に関する研究会を立ち上げるとの高揚感を分かち合った。研究会活動として日本社会精神医学会学術集会の前後に学術集会を開催するほか、ニュースレターを年に1～2回発刊することになった。世話人は発会式に集まった者を中心にし、代表世話人は筆者とし事務局は琉球大学に置くことなどが決まった。

第1回学術集会は東京都（1997年）、第2回は高松市（1998年）、第3回福島市（1999年）、第4回東京都（2000年）、第5回宜野湾市（2001年、国際会議と共催）、第6回東京都（2002年）でそれぞれ開催された。参加者は世話人とその関係者が中心であり、平均して20人前後であった。学術集会は主として二次予防に関する実践研究報告、症例報告などであった。ニュースレターは年1回発行された。学術集会の参加者は世話人が期待するほどに増えなかった。第12回の学術集会で、発展的に名称を日本精神保健・予防学会と変更し、初代理事長に水野雅文東邦大学教授が選出され、事務局も東邦大学に移った。第18回学術集会が2014年11月東京都で開催された。この間、第94回日本精神神経学会総会が1998年沖縄で開催され、筆者が会長講演として精神分裂病の予防を取り上げた。

沖縄で開催されたわが国初の国際会議

第1回日本国際精神障害予防会議（First Japan International Conference on Early Intervention and Prevention in Psychiatric Disorders）が、第5回日本精神障害予防研究会学術集会を兼ね2001年6月沖縄コンベンションセンターで開催された。参加者は475人で、そのうち台湾、韓国、中国、フィリピン、インドネシア、オーストラリア、アメリカ合衆国、ノルウェーなど8カ国からの参加があった。この領域の国際学会（IEPA）のマックゴリーMcGorly理事長、マックグラシャンMcGlashan T H教授（エール大学）、西園昌久教授（福岡大学）などに特別講演をお願いした。本学会の件が地元紙の夕刊でトップ記事として掲載され、その夕刊がインクの香とともにウエルカムパーティに持ち込まれ紹介された。歓声が上がり、会場は熱気につつまれ盛り上がった。後日、一般演題も含め講演内容は「精神障害の予防をめぐる最近の進歩[4]」として出版された。

第4節　沖縄における予防精神医療に関する研究・活動

精神障害の病態解明と脆弱指標の探索

統合失調症をはじめ気分障害などの精神障害の病態は、仮説は示されているものの解明されていない。そこで認知機能の客観的指標とされる事象関連電位（心理的な過程に関連して出現する脳電位）を用いて精神生理学的研究を実施した。本節における研究・活動は、琉球大学精神神経科学講座のスタッフが関係者の協力を得て行われたものである。

事象関連電位には、各種の成分が見出されており、これらは頭皮の電極から記録できる。

主な成分はN100（選択的な注意機能などを反映するとされる陰性電位）、P200（刺激と記憶の照合などの機能を反映するとされる陽性電位）、N200（ミスマッチ陰性電位、感覚刺激の自動処理過程を反映するとされる陰性電位）、P300（認知文脈の更新などを反映するとされる陽性電位）、N400（認知文脈からの逸脱などを反映するとされる陰性電位）などである。N100などの数字は、入力刺激から各電位が出現するまでのおよその時間（ミリ秒）を示している。これらの電位に関する基礎的な研究を続けながら以下の国際学会を開催した。

第11回国際事象関連電位学会（The 11th International Conference on Event-Related Potentials, EPIC）を、筆者を会長として1995年県内で開催した。EPICの第1回会議はベルギーで開かれ、その後3年ごとにヨーロッパ・北米の間で交互に開催されておりアジアでは初めてであった。この分野ではもっともレベルの高い国際会議である。外国人112人を含む341人の参加者があり、学会は大成功であったと褒めていただいた。琉球大学から会長講演、シンポジウム、一般演題を含む計11の発表が行われた。講演内容は「Recent Advances in Event-Related Brain Potential Research（事象関連電位研究の最近の進歩）[5]」とのタイトルで単行書（1996年）がElsevier社から刊行された。

「サーダカウマリ（サーダカ生まれ）」は、沖縄文化と密接な関係がある。第3章第2節で述べたごとく、サーダカウマリは「高い霊力を持って生まれること、生まれた人」とされている。そこで「サーダカウマリ」は、その持つ負の側面として精神障害、とくに統合失調症の脆弱因子の一部ではないかとの考えから以下の調査を行った。その結果、「サーダカウマリ」は精神科病院に入院中の精神障害者485人中137人（28・2%）、一般市民では336人中35人（10・4%）であり、精神障害者に約3倍近く多かった。心理検査、事象関連電位などを用いてサーダカウマリの精神心理・生理学的特徴を明らかにしようとしたが、現在のところ有意な所見は見出されていない。

大学保健管理センターにおける早期発見・早期対応

精神障害の早期発見・早期対応を目的とした精神保健活動を、琉球大学保健管理センターを中心に1994年から実施した[6]。4月に入学する新入生を対象に一般健康診断が実施されるので、その中に精神保健プロジェクトを組み込んだ（図28）。

一次スクリーニングテストとして「Psychosis Proneness Scales（PPS、精神病脆弱性尺度）」、ないし「General Health Questionnaire（GHQ、一般健康調査票）30項目版」を

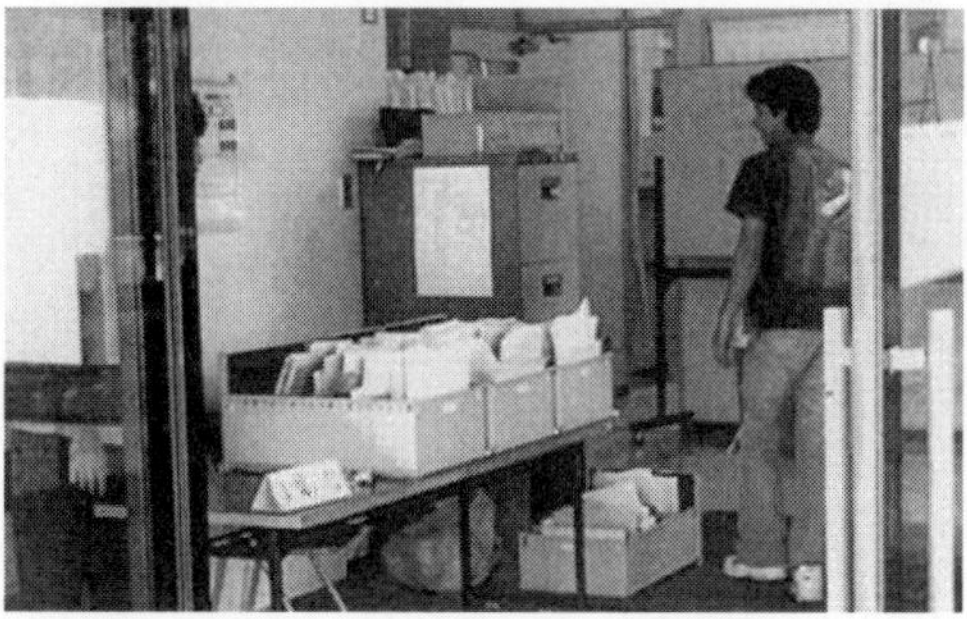

図28 大学保健管理センターにおける早期発見・早期対応プロジェクト＝1994年、琉球大学検診受付カウンター

使用した。本テストで高評点であった学生に封書にて結果の概略を知らせるとともに、面接が望ましいことなどを伝えた。センターに来所した学生に対し嘱託医を中心とする精神科医が面接した。必要に応じてロールシャッハテスト、バウムテストなどの心理テスト、事象関連電位検査などを実施した。

精神保健予防活動10年間で一次スクリーニングを受けた者は1万396人、高評点者1444人、精神医学的面接を受けた者147人であった。面接を受けた者の精神医学的診断（DSM―ⅢR、DSM―Ⅳ）は、統合失調症の前駆期12人、境界性人格障害3人、社会恐怖3人、強迫性障害2人、性同一性障害1人、解離性障害1人などであった。120人の大部分の学生は、スクリーニングテストを受けた4月の時点では受験勉強、入学試験、高校卒業、入学、転居などが重なり、精神的に不安定な状態だったと推測されたが、精神医学的面接を受けた5～7月にはほとんど改善していた。

精神医学的支援の概略を述べたい。面接した学生のうち継続的な面接が必要と判断し、同意を得て面接を行った学生は57人であった。統合失調症の前駆期と診断された12人のうち10人（83・3％）が継続して面接を受けた。面接の回数は1人2～20回で、年に2～3回が多かった。服薬が必要な学生は附属病院精神科に受診させ外来通院させた。この場合、保健管理センターの嘱託医が主治医となることがほとんどであった。継続して面接している学生の中で入院治療を要する者はいなかった。

精神医学的支援の具体例を示す。統合失調症の前駆状態の疑いと診断され、約20回に及ぶ面接・支援などで精神病期に至ることなく4年間で卒業できた学生である。

入学時19歳の女子学生で、PPSの評点が55点で面接の対象となった。面接時、人格は保たれ他覚的に問題はなかったが、感覚過敏（時計の音、自動車の音でいらいらする）、自生思考様体験（過去のいろんなことが自然に浮かぶ）が認められた。慢性的な睡眠障害はあったが本人はあまり気にしていなかった。ロールシャッハテストで、表面的には人格は保たれており内的活動性や生産性もみられるが、現実検討能力は低く空想的傾向が認められた。事象関連電位で統合失調症の脆弱因子と考えられる成分に異常が認められた。

第2回目の面接（9月）で、感覚過敏、自生思考が顕著になり「人に会うこと教室で座っていることすべてに疲れる、大学を辞めたい」と話した。悪化の要因として10月に控えている初めての試験に対するストレスなどが考えられた。睡眠障害対策について指導するとともに、大学を辞めたいとの気持ちを受容しつつも、退学という唐突な願望については現実検討を促し決定を先延ばしにした。10月の面接では前期試験に合格したと話した。2年次の7月、母親に庭の青虫の駆除を頼まれ、殺しているうちに夢中になり、その夜、不眠となり手の指に青虫が何匹も這っているのが見えた。少量の抗精神病薬の服用を勧めたが拒否した。3年次の10月、叔父の自殺を契機に抑うつ気分、不安が出現し、少量の抗不安薬の服用を同意したので服薬を開始したが、眠り過ぎると不安感はかえって強くなるとのことで2~3回しか服薬しなかった。4年次に進級した。

4年次の11月知人の死を契機に「駐車場に首が転がっているのが見える」との幻視が出現し、それに伴う不安・恐怖が強くなったため抗精神病薬の少量を処方した。卒業論文の制作、就職などの不安はあったが、必要な単位は取得し4年間で卒業した。4月にはマスコミ関係の会社に就職した。本精神保健プロジェクトの支援がなければ、統合失調症の精神病期に至った可能性はあると思われた。

大学生は精神障害、とくに統合失調症の好発年齢にあり、保健管理センターが中心となり、附属病院を有する大学で同院と密接な関係を保ちながら、早期発見・早期対応を目指した精神保健活動が望まれている。当センターでの活動は、精神障害の早期発見・対応の一モデルとなろう。一次予防（発症予防）のための特別な活動は実施していないが、精神保健プロジェクトの実施そのものが、学生に精神保健の重要性を示したことになり、啓蒙活動にもなったと思われる。勿論その効果は実証できない。

児童相談所における早期発見・早期対応活動

沖縄県中央児童相談所から精神科嘱託医を依頼された。そこで、日常業務のほかに予防的対応に必要な情報を得るための調査を実施した。1984〜1989年度までの6年間に来所相談があり、措置会議が開かれた件数は607件であった。児童の両親のうちいずれか、あるいは両親ともに精神医学的問題があったのは358件（53・4％）であった。父親ではアルコール乱用が105人（47・7％）でもっとも多く、統合失調症は18人（8・2％）であった。母親で統合失調症が82人（32・0％）でもっとも多かった。

統合失調症の親100（父：18、母：82）人を取り上げた。親100人の子どもは83人で、措置会議での問題点は保護者（主として親）の家出、失踪、入院などによる養育困難、子どもの知的障害、家出・浮浪などの虞犯行為、触法行為、不登校などであった。これらの子どもを５～10年間追跡調査した結果、41人（49・４％）に何らかの精神医学的問題があり、統合失調症が２人（２・４％）に認められた。対象となった児童は10歳代が多いので、将来、成長とともに統合失調症発症の可能性はあると考えられる。

児童相談所は、児童の健全な成長・発達を支援するとともに、精神障害の早期発見・早期対応活動が可能な場と考えられる。とくに統合失調症を親に持つ児童に対する対応は有益と思われる。嘱託医の交替、児童相談所職員の移動などがあり、その後の継続的な支援はできていない。予防を目指した精神保健活動が児童相談所の業務として位置づけられることが強く望まれる。

母親の再発予防と子の発症予防活動―「子づくり子育て支援専門外来」―

県立宮古病院に精神科が開設された１９６７年からその後20年間に、同科を受診した女性統合失調症患者のうち現在の状況が把握できた者は１６２人で、そのうち結婚し結婚を継続している者は37人（22・８％）、結婚したが離婚した者46人（28・４％）、未婚・出産

9人（5・6％）であった。生まれた子どもは206人（男：109、女：97）で、そのうち男で3人（2・8％）、女で5人（5・2％）に統合失調症がみられた。206人の年齢は1～55（平均27・8）歳なので統合失調症の好発年齢内の者も少なくない。一次・二次予防の対象となり得る。親の治療（二次予防）を実施しながら、子育て支援（一次・二次予防）を行った。小規模の「子育て支援外来」であったし、医師の交代などもあり、活動は思うように進まなかったが、得られた調査資料は有益であったし、次に述べる活動の原点となった。

琉球大学精神科に「子づくり子育て支援専門外来」を2000年4月に発足させた。妊娠・出産・育児支援活動を体系化したいと考えた。対象は精神科と産科の充分な管理が必要な妊娠中の精神障害者とした。「子育て支援外来」から「子づくり子育て支援専門外来」への発展であった。関係者の連携を密にし、将来は外来の待合室で複数の妊婦、子ども、家族の交流が行われ、これらが妊産婦教室、家族教室、育児教室と発展し、この活動を通して親の精神科治療、リハビリテーション、子の発症予防と早期発見・対応を目指した。

専門外来発足後約14年間で、124例を支援した。平松と西澤は次のごとく述べている[7]。①統合失調症女性の挙児希望を全面的に支援することが重要であり、児とともに成長することは統合失調症女性のリカバリー過程そのものである、②そのためには本人を中心とする家族、医療・福祉・保健関係者、市民ボランティアのネットワークを、具体的な目標を立てて構築することができる、③母親の精神状態が悪くても挙児希望が明らかであれば、「無事な出産を願う」ことを共通の目標としチームを作り、チームの理解と結束を高める、④妊娠初期はできるだけ服薬量の減量を行い、本人および配偶者の希望が強ければ服薬中止をあえて行うこともある。

最後に以下の文章で結んでいる。「統合失調症女性の妊娠・出産・育児について、精神科・産科スタッフは特別な困難を感じないばかりか、本人の挙児希望を、本人、家族、支援者とともに実現できることが、医療スタッフとして、この上ない喜びとなっている」。ほっとすると同時に嬉しい。本専門外来での経験は、わが国の精神科関連の学術雑誌等で報告されている。[8] 現在のところ本プロジェクトの初期の目標を達成するには経過年数が短く、継続されんことを願うと同時に、本プロジェクトが全国に広がることを期待したい。

中年を主とした気分障害の再発予防外来

気分障害の多くは、治療などにより寛解状態にいたる。しかし生涯の病相回数が１回のみの者は単極型うつ病で30～40％、双極性障害では15％あるいはそれ以下に過ぎない。したがって再発予防は重要となる。

沖縄ではすでに第5章第3節で述べたごとく、県総合精神保健福祉センターが認知行動療法（ＣＢＴ）の普及に努力していることから、ＣＢＴを実施している精神科医療施設は他府県より多いと思われる。筆者もここ7年間で約１５０人の患者をＣＢＴで治療した。しかしＣＢＴの効果が不十分な者、再発を防ぎ得ない患者がいるのでうつ病の再発防止に特化したプログラム「マインドフルネス認知療法―うつ病の再発を予防する新しいアプローチ」(9)を導入した。２０１２年から開始し現在まで約30人の患者を治療したが有用な再発予防手段だと思う。

自殺予防活動

自殺は、自らの命を自らの意志で絶つことであるが、残された家族・関係者に衝撃的な影響を及ぼす。さらに自殺は、労働力の損失にも繋がる重大な社会問題である。その予防は精神保健・医療関係者にとって重要な課題である。

自殺の予防は、まず自殺危険因子の数を減らすとともにその危険度を減弱させることである。[10] 危険因子は、①生物的因子として性（男に完遂が多い）、②心理的因子として自殺観念、最近の喪失体験、事故を起こしやすい傾向（事故傾性）、将来計画の欠如、自殺未遂の既往と致死性の高さなど、③社会的因子として困窮と不況などの経済状況、家族との死別、孤立した交友関係などと指摘されている。これらの危険因子を評価するための尺度も開発されている。

自殺対策基本法が２００６年に成立しこれに基づき「自殺総合対策大綱」が出された。本県でも自殺対策基本法が成立した後、沖縄県自殺対策連絡協議会が、自殺総合対策大綱が出されてから自殺対策関係機関実務者会議がそれぞれ設置され、実質的な自殺予防対策が実施されるようになった。琉球大学医学部保健学科心理学教室の名嘉幸一名誉教授は、県内における自殺者について調査研究を実施し、自殺の抑制・促進に関する心理社会的因子を検討するとともに、予防活動を実施してきた。これらの実績もあって自殺対策における県内の指導的役割を担った。琉球大学精神科では、一般住民を対象とした「うつ病・自殺」に関する講演会活動、かかりつけ医を対象とした「うつ病プライマリー・ケア」研修会などに積極的に協力した。２０１１年には第35回日本自殺予防学会が沖縄で開催され近藤毅教授が会長を務めた。国際自殺予防学会にも参加した。

以上の諸活動がどの程度に有効であったかについての考察は別にして、県内の自殺者は、２００９年の４０６人をピークに低下し２０１２年には２６７人にまで減少した。この状態が続くと、国が示した目標値をクリアできるであろう。自殺予防活動は、効果の指標が明確であるだけに、その努力の結果を数値で示せる。

精神障害者による重大犯罪の予防

精神障害者による重大犯罪を予防するための資料を得る目的で、実態調査を実施した。[11]１９８５年１月から５年間に公的機関が受理した犯罪について資料を精査し各種の検討を加えた。

対象は精神障害者による犯罪１５８件であった。そのうち重大犯罪は、以下の５罪とし５年間の総数は殺人34件、放火17件、強盗7件、傷害31件、暴行7件であった。５年間内の経年変化はなかった。人口10万対の件数を全国と比較すると、殺人は２・76（１・71、括弧内に全国の値）件で全国の１・６倍、放火１・23（０・94）件で１・３倍沖縄に多かった。心神喪失として処理された件数は殺人０・49（０・12）件で４・１倍、放火０・20（０・08）件で２・５倍沖縄に多かった。

犯罪と関連する諸要因を全件数を対象に詳細に検討した。精神障害者による犯罪の中で殺人・放火などの凶悪犯、傷害などの粗暴犯は、いずれの犯罪でも統合失調症者に多かった。何らかの治療歴のある者は77・4％であったが、犯行時に治療を受けている者は39・4％と少なかった。犯罪者の96・8％が不起訴処分を受け、61・1％は措置入院となった。独居者が多く少年時の犯罪歴が多く、発病前より反社会的行動がみられた。殺人の被害者は家族が63・6％で最も多かった。

犯罪時の精神状態は、幻覚・妄想などの病的体験が69・2％に認められた。犯行前に何らかの状態の変化に気付かれている場合が57・4％にみられた。しかし全く何の対応もされていない場合が26・2％、精神科への受診をすすめるなど対策がされているが手遅れであった場合が31・1％みられた。以上の結果を踏まえて精神障害者による犯罪の促進因子を示し、予防のための提言を行った。

沖縄県精神保健・医療・福祉連絡協議会に「重大犯罪の防止に関する実行委員会」を設置し、活動してきたことは、第5章第10節で紹介した。その後、2003年4月司法精神医学懇談会が発足した。世話人には精神科医のみならず法律学者、弁護士、検事、裁判官、精神保健福祉士など司法に係わる多職種メンバーで構成されている。事例報告、講義、話題提供などが行われ、毎回30人前後が集まっている。例会は1～2カ月に1回程度開催され、2014年7月の例会で第67回を数えている。関係者のネットワークづくりが進んでいる。

第10回日本司法精神医学会大会が、2014年5月村上優会長（独立行政法人国立病院機構琉球病院院長）のもと県内で開催された。精神障害者による犯罪の予防に関する活動を紹介したが、これらの活動が全国より高い犯罪発生率の低下に繋がることを期待したい。前回の実態調査の実施から30年が経過した。現在の実態が知りたいものだ。

予防精神医療における費用・効果

費用・効果分析は、保健サービスの効果を定量化するために用いられる保健経済学の一手法である。社会的に関連する諸機能をすべて貨幣価値に概算し評価するさい用いられている。仲本晴男ら[12]は、県内東風平町（現八重瀬町）に在住する精神障害者について、保健所嘱託医として積極的な地域精神医療を実施しながら、その費用・効果を分析した。

対象は、1983年4月から1987年7月までの4年4カ月の間、精神障害のため患者とその家族だけでは諸種の困難に対処しきれなかったため、市町村ならびに保健所に相談・援助を求めた精神障害者48人であった。多くは処遇困難例であったが、直ちに精神科病院に入院することは可能な限り避け保健婦、保健所の精神科嘱託医、ケースワーカー、役場職員などが役割を分担しながらコミュニティケアを実施するよう努力した。調査期間中、入院あるいは施設入所しなかった者は29人、一時期入院せざるを得なかった者16人、全期間入院した者3人であった。そこで費用・効果分析の対象者を、コミュニティケアで入院を防ぎ得たと考えられる29人とした。

対象者は統合失調症20人、老年期精神障害4人などであった。費用は、政府支出金としての障害年金加算費、外来診療における医療費と交通費を合わせた通院費、それと地域精神保健活動費に大別して算出した。地域精神保健活動費には、人件費（スタッフの年俸から算出した時間給と要した時間の積）、旅費（乗用車の燃費など）、訪問活動などに要した消耗品費などが含まれていた。効果には、入院させなかったために減らし得た入院費を直接効果とし、本人・家族の就労による所得を間接効果とした。

分析の結果、対象者29人の費用の合計は1258万3千円で、効果は1億1970万2千円であり、費用対効果は1対9・5であった。

考察で次のごとく述べている。コミュニティケアにより入院を防止することが可能であったかどうかの判断は主観的である。しかし対象者のすべては、積極的な保健婦活動などがなければ入院せざるを得ない症例であった。その判断は病歴・家庭環境などを十分に検討し精神科医のみならず保健婦等も含めて討論し決定した。したがって問題はなくもないが、この種の研究ではやむを得ないことであろうとしている。

沖縄での研究活動ではないが、発症の早期に積極的な治療を実施すると予後が良好であるのみならず、費用対効果の面でも有益であることを示した論文を紹介したい。英国の南ロンドン地域における研究で、初回病相の精神病者144人を早期介入チーム治療群71人、通常治療群73人の2群に分け、予後と費用対効果を2群間で比較した。追跡期間は18カ月であった(13)。早期介入チーム治療群の入院期間は35・5日、通常治療群の入院期間は66日で早期介入チーム治療群で短かった。入院費用は前者で6103ポンド、後者で9442ポンド、外来費用を含む全費用は前者で1万1685ポンド、後者で1万4062ポンドなどと前者で少なかったが、統計的な有意差は見出せなかった。しかし生活の質、就労率の数値を加えた結果、両群の差は有意であった。

イタリア・ミラノ地域での研究によると、初発精神病者のうち早期介入チーム治療群23人、通常治療群23人について5年間追跡調査し、予後と費用対効果を両群で比較した(14)。治療効果は、治療効果の評価によく使用されるHoNOS、治療開始前と5年後におけるHoNOS評点の減少数（RC、信頼変化指標）を使用した。5年後の経過を見ると、状態が改善され症状がないか、あってもごく軽度の者は、早期介入チーム治療群で14人（60・9％）、通常治療群で10人（43・5％）であった。RC指標を1単位減らすための1人当たり平均費用は、前者で6万5173ユーロ、後者で11万5982ユーロであり、明らかに早期介入チーム治療群で少なかった。考察で次のように述べている。資金を早期介入プログラムに配分することは、病院・施設の利用を減らし、さらに長期的には費用の節減をもたらすであろうとしている。

沖縄戦と外傷後ストレス障害

外傷後ストレス障害（PTSD）は、生命や安全を脅かされるような心的外傷体験（災害、はげしい事故、戦闘への参加など）を原因として生ずる特徴的なストレス症状群である。症状としては、再体験症状、回避・精神麻痺症状、覚醒亢進症状が中心である。歴史的にはベトナム帰還兵などについての研究が有名である。沖縄戦では、「醜さの極致」とされる地上戦に県民が巻き込まれたので、その影響は戦後70年を経過した現在でも続いていると思われる。

當山冨士子沖縄県立看護大学教授らは、２０１２年4月〜２０１３年2月に、太平洋戦争を沖縄で体験した75歳以上の高齢者４０１人について調査を実施した。[15] 男53人、女３４８人、平均年齢は82・３±5・1歳であった。ＷＨＯ―５（精神的健康状態表）、ＩＥＳ―Ｒ（改定出来事インパクト尺度日本語版）などを用い、保健婦を中心に心理士、医師などが面接し調査した。沖縄戦に関する体験の具体的内容は以下のごとくであった。４０１人中自然壕への避難２０６人（51・４％）、山の中へ避難46・１％、墓への避難９・５％などであった（複数回答）。経験としては身内の死亡２７７人（96・１％）、マラリア・栄養失調などの罹患48・１％、危険な状況の目撃43・４％、負傷（弾丸などによる）８・７％などであった。

ＰＴＳＤが疑われた者は３５９人中１４１人（39・３％）、精神健康不良とされた者は17人（4・7％）であった。ＰＴＳＤが疑われ症状があっても現在の精神健康状態は比較的良好といえよう。このことについて當山教授は次のごとく述べている。沖縄戦体験者にはレジリエンス（回復力）があり、沖縄には「ユイ」という相互扶助の精神もあって地域共同体との繋がりがあるからではないかとしている。地上戦の記憶については「非常に憶えている」４０１人中２９５人（73・6％）、「多少は覚えている」18・5％、思い出す頻度については「常に思い出す」１０３人（25・7％）、「時々思い出す」52・1％、「思い出さないようにしている」11・2％などで、思い出す契機として「テレビ・新聞記事」３１７人（79・1％）、「慰霊の日・法事」72・8％、「基地・軍用機」51・4％などであった。ＰＴＳＤが疑われた者と地上戦の記憶との相関を調べたところ、多くの項目に関して両者に正の相関が認められた。沖縄戦はまだ終わっていない。

第５節　精神障害者の身体疾患の予防

薬物の副作用予防

薬物の副作用予防は、理論的には原因薬物を減量ないし中止すれば解決できる。しかし現実には、原因薬物の特定が容易ではないか、特定できても精神状態の悪化のため中止できないなどの困難がある。精神医療利用者は一致して「有害でないサービス」を望んでいることもあって、副作用問題を「副」として軽視せず積極的な対応が求められている。[16]

抗精神病薬療法中にみられる身近で重要な身体疾患は、水中毒（低Ｎａ血症）、黄紋筋融解症、悪性症候群、ＱＴ時間延長症候群、誤嚥性肺炎、麻痺性イレウス、錐体外路症状などである。これらの身体疾患は、抗精神病薬、抗うつ薬などの薬物が主な原因であるが、他の要因も関与しているため、薬物の副作用として扱われる場合、身体合併症とされる場合がある。厳密に副作用と判断するには、因果関係が求められるので、最近では合併症として扱われることが多いようだ。

薬物の副作用予防で重要なことは、①治療開始時、各薬物ごとに出現しやすい副作用は「医薬品情報」として各製薬メーカーなどから報告されているので、それを十分に理解し、治療効果・副作用を勘案し必要最小限の薬物の種類と量を処方する、②治療開始時には身体症状の出現状況をモニターし、認められれば可及的速やかに対応する、③副作用であれば国の定めた手順に従い報告（医薬品安全性情報報告書）する、④薬物との関係が特定できなくとも身体合併症として積極的に対応するなどである。

身体合併症の予防

薬物との因果関係は別にして以下の如き現実がある。統合失調症者の生命予後をみると、一般人口に比較して死亡リスクは2～4倍高く、平均寿命は15～20年短い。死因として自殺の割合は高いが、病死の割合も一般人口に比較して高い[17]。

うつ病は一般人口に比較し早世のリスクが高い。自殺は早世の一因であるが、病死の割合も一般人口に比べ高い[18]。早世の原因として健康に関わるよりリスクの高い行動（喫煙、不健康な食生活、身体活動が乏しい、危険な自動車運転など）、生物学的な異常調節（視床下部―下垂体―副腎系の過活動など）、治療計画への低いコンプライアンスが指摘されている。具体的には、冠状動脈疾患、脳卒中、糖尿病、心臓発作、ガンなどがうつ病の発症後に見られる。一方、身体疾患の発症に続いてうつ病が発症することもよく知られている。特にガン、糖尿病、心筋梗塞、脳血管障害などである。うつ病は、身体疾患の発症、慢性化、重症化と関連しているとの報告もある。精神疾患の治療計画を立てる段階で、遅くとも治療開始早期に、身体合併症対策を考慮する必要があろう。

第6節　世界における最近の動向

「健康で活発な生活」国際宣言

国際早期精神病学会アムステルダム大会（２０１０年）のさい、ｉｐｈＹｓ（International Physical Health in Youth Stream, 若者の身体健康に関するワーキンググループ）が立ち上げられた。このグループが中心となり「ＨｅＡＬ（HealthyActiveLives、健康で活発な生活）宣言」

が出され、２０１４年9月現在イギリス、オーストラリアなど10数カ国の関連団体から支持されている。わが国では東京大学笠井清登教授を中心に、上記国際宣言を主として翻訳するかたちで「精神病症状の治療を受ける若者の身体ケア向上をめざすＨｅＡＬ宣言、日本語版、２０１３」が出された。

国際宣言の目標は、①健康で活発な生活を送ることを妨げているスティグマ・差別・偏見を撲滅する。②体の病気は避けられないという認識を改め、元気に生き生きと暮らせるとの希望を示す。③本人と家族が協同して治療を選択できるような意志決定を支援する。④リカバリーを達成するため、からだの健康を精神症状と同じく重視することを保証する。⑤精神科医・内科医が協働して身体疾患のリスクを減らすことを保証する。⑥肥満・心血管疾患・糖尿病を防ぐための研究を進める。

最後に、精神疾患のため治療を受けている者、とくに若者の身体ケアの向上を通して、健康で活発な生活を手に入れることを願うと同時に、この「ＨｅＡＬ宣言」がわが国でも支持されることを期待したい。

第7節　おわりに―予防が当たり前の時代を願って

「精神分裂病の予防」が懐疑なしに語られる日の来ることを信じたいと加藤伸勝教授が述べられてから約40年が経過した。その日がやっと到来したと思う。

世界における予防精神医学・医療分野で最大の関心領域の一つは、早期発見・早期介入、すなわち未治療期間（DUP）の短縮である。このDUPが、早期発見・早期治療活動の現状を示す指標とされる場合が少なくない。DUPに関する世界の報告をみるとDUPの平均値は、例えばオランダからの報告で10・3週、フィンランド16週、スペイン39・5週、英国59週、アメリカ合衆国60・8、カナダ83・1週などであった。わが国の報告では、関東地域で5カ月（21・4週、中央値）、高知県で10・5カ月（42週、中央値）であった。DUPの資料を得るための調査方法、対象者の選び方など、調査方法は統一されていないので単純に比較できないが、世界的にみてわが国が著しく遅れているとは思えない。

発症危険状態（ARMS）にある者に対する予防的対応にも関心が高まっている。高危険者が発症しやすいことは統計的に明らかであるが、日常の予防活動の中でARMSと判断する基準の設定、指標の開発、治療・介入の要否の判断などは十分に解明されていない。しかしARMSに特化したプロジェクトでなくても、発症危険因子の数を減らし危険度を減弱させることができる活動は、ＡＲＭＳから顕在発症への進行を防ぐことが可能ではないか。例えば沖縄での「子づくり子育て支援専門外来」、児童相談所、大学保健管理センターでの活動などである。

予防活動には多額の費用を要すると考えられがちであるが、むしろ早期発見・治療が通常治療よりも総合的に判断して有益であることが示されている。発症予防の費用対効果に関する実証データは得られていないが、可能であればその効果は大きいと推測される。

予防の対象は身近にある。例えば認知症者の介護者では、一般人口に比較してうつ病の発症率は3倍高いとの報告がある。「介護者の介護（care of the caregiver）」は、過去においてあまり問題にされなかったが、近年では注意が向けられつつある。認知症に限らず統合失調症など慢性の障害を抱える家族の困難な状況には共通点が少なくないので、予防の観点から実態の解明と対策が必要であろう。

予防活動はリハビリテーション活動の中にもある。日本精神障害リハビリテーション学会第21回沖縄大会が、２０１３年11月下旬沖縄で開催された。「デイケアにおける家族交流会の取り組み―家族がいきいきとするために」などの一般演題は、「予防活動」を意識しているかどうかは別にしてリハビリ活動の中に発症予防活動の萌芽が見える。

予防活動をより活発化させるためには、疾患の病態を明らかにし、それに基づく脆弱指標の開発、それを使用しての予防活動が望ましい。そのため、琉球大学精神科は研究を重ね、脆弱指標に関して多少の成果を上げることができたと思う。しかし、決定的な指標を見出すことができなかったこともあって、予防活動の場でこれらを積極的に活用できなかった。病態の解明のためにも、研究、とくに臨床研究活動と予防活動との協働作業は是非とも必要なので、関係者の理解と協力を得ながら進めたいものだ。

精神障害の予防に関し要点をまとめたい。

①一次・二次予防活動が有効であれば、当事者・家族・関係者の幸福、利益はもとより国益にもなる。
②予防活動は、費用・効果の面からも有益である。
③予防は身近な問題であり個人レベルで可能な活動は少なくない。
④予防のためのシステムの構築が、行政をはじめ精神保健・医療関係者に求められている。
⑤精神疾患のみならず身体合併症の予防に対する関心も高まっている。
⑥要は「予防」を常に意識することである。

第7章　沖縄の精神医学・医療における国際交流

第1節　海外留学と学術交流

沖縄の精神医療史の中で最初の日本人精神科医は島常雄医師であり、彼は台湾で卒前教育を受けた。田崎邦男医師は米国ニューヨーク州立病院に留学し精神医学・医療を学んだ。その他、国外で精神医学・医療を経験した精神科医はいると思われるが、県内の医育機関・精神科医療機関として留学生を送り出したのは琉球大学が初めてであろう。

ハーバード大学精神科に5人、メルボルン大学精神科1人、チェンマイ大学1人を派遣した。留学生の受け入れについては、タイ・中国から各2人、バングラディシュから1人であった。医療人類学研究者ランドール Randall M 女史（米国籍）は、研究生として長期にわたり研究に従事するとともに、琉球大学への外国人留学生の健康相談に協力するなど多大の貢献があった。ハーバード大学精神科との関係は良好であり、留学者は協同研究者として研究に参加し、原著論文計10編が New England Journal of Medicine, Archives of General Psychiatry, American Journal of Psychiatry などの1流国際誌に掲載された。

第2節　琉球大学精神神経科懇話会

沖縄は、東京から遠く九州地方の他府県からも離れていることもあって、学術交流が不足しがちである。そこで、標記の会を立ち上げ、各種の機会を有効に利用しながら、学内で懇話会を開催した。学生、他科教官等にも学内案内で知らせた。そのうち外国人による講演を紹介したい。

（1）「ハワイにおける精神医療の現状」（ツェン Tseng W F ハワイ大学精神科教授、1987年）
（2）チェンマイにおける精神医療の現状」（プルクサチャットクナコーン Pruksachatkunikorn P チェンマイ大学精神科講師、1989年）
（3）「米国臨床精神医学の実際」（丸田俊彦メイヨクリニック精神科教授、1990年）
（4）「世界の精神保健法からみた日本の精神保健法」（サルツバーグ Salzberg S M ブリティシュコロンビア大学教授、1992年）
（5）「睡眠時無呼吸症候群の診断と治療」（ソルピー Thorpy M J 博士、モンテフィオレメディカルセンター、ニューヨーク、1992年）
（6）「3-D brainanalysis and its clinical application」（キキニス Kikinis R 博士、ハーバー

ド大学精神科、1995年）
（7）「精神分裂病のMRI異常」（シェントン Shenton M E ハーバード大学準教授、1995年）
（8）「ボスニア・ヘルツェゴビナにおける精神医療の現状」（ストヤコビック Stojakovic M バンヤルカ大学教官、1996年）
（9）「タイにおける精神医療と精神医学教育の現状」（プルクサチャットクナコーン Pruksachatkunikorn P チェンマイ大学精神科元科長、2000年）
（10）「インドネシア バリ島における精神医学」（スリヤアニ Suryani L K）ウダヤ大学精神科教授、2001年）

第96回琉球大学精神神経科懇話会を、ミニシンポジウム「精神保健・医療の分野における国際協力」として2001年2月に開催した。①「国際保健協力における精神保健活動の重要性―カンボジアでの経験から」（手林桂正ニューポート大学行動科学部准教授）②「国際保健・医療協力における精神保健活動の重要性」（新福尚隆神戸大学医学部国際交流センター教授）③「コメント」（サルトリウス Sartorius N 元世界精神医学会会長、元WHO精神保健部長、ジュネーブ大学教授）の講演があった。

琉球大学精神科とハーバード大学精神科との特別合同カンファレンスを、1997年4月琉球大学で開催した。司会は山本和儀講師、シンポジストとしてハーバード大学からマッカレイ McCarley R W 教授、サリスバリー Salisbury D F 博士、オドンネル O'Donnell B 博士、ヒラヤス Hirayasu V 講師、琉球大学から5人が講演した。琉球大学精神科関係の学術集会にお招きした外国人講師を沖縄精神神経学会でも講演していただいたり、同学会にお招きした講師に本懇話会でも講演していただいたりした。

第3節　国際学会の開催

第6章ですでに述べたが、第11回国際事象関連電位学会を1995年に、第1回日本国際精神障害予防会議を2001年に沖縄で開催した。大成功だと褒めていただいた。講演内容は、それぞれ単行書として刊行した。苦労は多かったが学ぶことも少なくなかった。

国際学会では可能な限り、台湾、中国、韓国、フィリッピン、タイなどアジア近隣諸国からの参加が得やすいよう努力した。「事象関連電位学会」には、これらの国々から10数人の参加があった。「予防学会」ではシンポジウム「アジアにおける精神障害に対する早期介入と予防」を取り上げ、台北大学、インドネシア大学、フィリッピン大学、ヨンセ大学（韓国）からの演者に講演をお願いした。そのほか一般演題として台湾から7題、インドネシア2題、中国、タイから各1題が講演された。

筆者は、中華民国精神医学会総会（台北市、1997年11月）で特別講演「統合失調症の予防—夢から実践可能な計画」を引き受けた。アセアン精神医学会（シンガポール）、中国神経学会（西寧市）などに招かれ講演した。

第4節　琉球大学との海外交流協定校

琉球大学は、海外との学術交流を活発化するため、国際交流協定を他大学と締結している。2014年3月現在、協定校は北米でミシガン州立大学など5校、大洋州で国立サモア大学など10校、アジアでラオス健康科学大学など28校、欧州でフランス国立高等研究院など5校となっている。その外、医学部関連の部局間交流は、中国の中山大学中山医学院など7校である。琉球大学精神科が、この交流協定を生かした国際交流は、タイ・チェンマイ大学のみであり、この制度を十分に生かすことができていない。

大学間の交流ではないが、稲冨洋明沖縄県医師会会長（当時、精神科医）が中心となり、

２００４年2月台湾・台中市医師公会との間に姉妹会が誕生した。その後交流が続いている。

第5節　琉球・アジア太平洋医学交流協会

琉球大学医学部の基本理念のひとつは、南に開かれた国際色豊かな医学部である。１９８７年琉球大学医学部とタイ・チェンマイ大学医学部との間に学術交流協定が締結された。この交流事業を支援するため、翌年に琉清後援会が設立された。会報が発刊されることになったが、筆者が会報の編集を担当し、副会長を引き受けることになった。

琉球・アジア太平洋医学交流協会が、琉清後援会を発展させるかたちで１９９６年に設立された。副会長を筆者が、事務局長を琉球大学精神科の山本和儀講師が担当し、会長には稲嶺惠一沖縄県経営者協会会長（元沖縄県知事）にお願いした。協会の事業として機関誌の発行、琉球大学医学部とチェンマイ大学医学部などの職員・学生の交流・研修事業を支援した。そのほか、2~3年に1回スタディ・ツアーを企画した。１９９８年8月稲嶺会長ほか20数人がチェンマイ、ビェンチャン（ラオス）を訪問し関係施設を見学したほか、チェンマイ大学学長、ラオス国の厚生大臣など相手国の関係者と交流を深めた。沖縄から

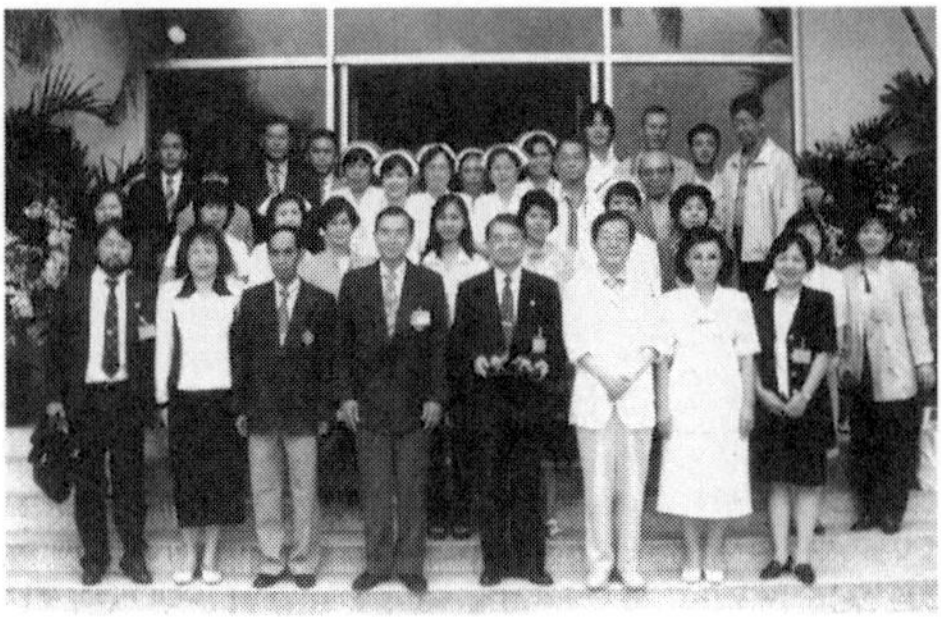

図29 琉球・アジア太平洋医学交流協会スタディツアー。前列左3人目から病院長、医学部長、稲嶺惠一協会長（元沖縄県知事）、筆者＝1998年8月、タイ・チェンマイ大学医学部前（筆者所蔵）

の参加者には稲冨洋明沖縄県医師会会長など精神科医療関係者が多かったので、精神科医療施設の見学、関係者との情報交換などを行った（図29）。

第6節　世界精神保健連盟と「国際精神保健シンポジウムｉｎ沖縄」の開催

世界精神保健連盟（ＷＦＭＨ）は、各国・地域・国際レベルで草の根運動を展開する世界最大の精神保健に関する民間公益団体である。国連、世界保健機関、ユネスコなどに対する精神保健分野の指導・助言的役割を果たしている。ＷＦＭＨの西太平洋地域の副会長（２００１～２００５年）に、琉球大学精神科山本和儀講師が就任した。

「国際精神保健シンポジウムｉｎ沖縄」が、２０００年10月、ＷＦＭＨなどの主催で開催された。引き続き

第6回全国精神障害者団体連合会沖縄大会が開催されたので、参加者は外国人も含めて1000人以上となり集会は盛り上がり大成功であった。「病気に関する悩み」「悩みの癒し方」「病への偏見（スティグマ）」などが取り上げられた。WFMH林宗義名誉総裁は、特別講演で次のごとく述べられた。「精神保健医療が新しい時代に入ってきたことに期待したい。一つはユーザー、もう一つはプライマリー・ヘルスケアである。科学が発達し、特に生活環境が急速に変化する中で、われわれがどこまでその流れに調和し、将来の生存のために有効に対応できるのかが問われる。・・・・21世紀に向かう精神保健ユーザーの目標は、自分の病気を理解し自分で治すという考え方であり、それを家族がサポートすることである。家族は、もうだめだというのではなく、一生懸命治す努力をしてほしい。患者と家族が中心となり、その周りに医者や組織などの要素を取り入れることである。それによってユーザーが社会の中に溶け込んでいけるシステムを作り上げることができる」であった。高石利博医師（精神科医）宅のコートで林先生と御一緒にテニスをさせていただいたことが懐かしく思い出される。数年前に昇天されたが、御冥福をお祈りします。

第7節　おわりに─国際交流の促進を願って

沖縄を初めて訪れたのは1973年頃だったと思う。外国人とくに米国人が予想外に多く、コザ市（現沖縄市）の一部は、米国留学時代を思い出させるほどアメリカ的な雰囲気に満ちあふれていた。琉球大学に赴任した。医学部の基本理念の一つは、「南に開かれた国際色豊かな医学部」であった。一部の外科系診療科は、米軍病院の医師との合同カンファレンスを持っていた。したがって沖縄は国際交流に有利な地域のように思えた。

米軍病院精神科との連携を考え赴任して間もない頃、教室員と北谷町内にある病院を訪れた。科長、研修医を含め約5人の精神科医が勤務しており、医療内容は米本国の精神科医療とほぼ同じであった。アルコール・薬物依存症の治療に熱心だった。米軍病院精神科との連携の糸口が見出せないまま今日に至っている。語学力もさることながら、当時それだけの時間的、精神的余裕はなかった。

留学生の交換と共同研究に注力した。ハーバード大学精神科のマッカレイ教授は、暖かで包容力のある研究者で、彼の理解と協力はとても大きかった。ハーバード大学との連携、とくに沖縄出身で当大学医学科第1期生外間宏人医師が同大からの賞（ニール・アラン・マイセル賞、1994年）を受賞したことは、教室員のみならず当医学科の自信、さらに県民の誇りと慶びでもあると思い、筆者が地元紙の記者を呼び本件は紙上に写真入りで紹介された。

諸外国、とくにアジア・東南アジア諸国との交流に可能な限りの努力をしてきたが、これまでの活動が、わが国と東南アジア諸国におけるこの領域の架け橋になったかどうか分からない。少しでも貢献できているのであれば嬉しい。

第1部あとがき

稿を終えるに当たり本稿を通読した。多くの関係者の尽力により現在の沖縄精神医療があることを痛感する。歴史の前面には出なかったが、沖縄精神科病院協会の果たした役割は大きい。

沖縄の精神医療は廃墟の中から立ち上がった。医療施設・社会復帰施設は整備され全国平均を上まわった。人材の育成・確保についても各職種で量・質ともに全国レベルを超えたと思う。このこともあって「行動制限」は全国に比べ著しく少ない。「行動制限」の少なさは、入院精神医療のレベルの高さを示す指標とも考えられるので大いに誇りたいものだ。施設環境も沖縄の自然と調和して美しい。生活療法には沖縄文化を取り入れたプログラムが組まれており、診療のさいデイケア室から三線《さんしん》（沖縄の弦楽器）の音が心地よく響く。調査資料はないが沖縄の入院患者は、大らかで伸び伸びしている印象を受ける。沖縄も含め入院医療における現在の全国共通課題は、病床数の削減・在院日数の短縮による精神科病院の活性化であろう。

沖縄の精神科クリニックは元気だ。精神科クリニックの新患予約は1カ月以上先と聞く。

精神医療に対するニーズは高く、精神科クリニックは身近な存在なのだ。診療以外の活動も活発で目を見張るものがある。精神医療により積極的な医師が、患者に先んじて脱施設化し活発に活動しているように見える。このことは、当然ながら精神医療は建物もさることながら人材がより重要であることを如実に示しているといえよう。

一般救急のレベルは、米国医療の影響もあって沖縄で高い。それにともない精神科救急レベルも高い県だと思う。コンサルテーション・リエゾン医学・合併症医療が行われている。全国の状況と比較する適当な資料は得られないが、「県立南部医療センター・こども医療センター」での合併症病棟は、先駆的でありこの方式が県内外に広がることを期待したい。本合併症病棟の設置は相当に難産だったが、県民の理解と支援があってはじめて成功したといえる。県民教育の重要性を痛感した。

沖縄県に展開された地域駐在保健婦・医介輔の活動は正にプライマリ・ケアであり、ハワイ大学による県立中部病院での卒後教育はプライマリ・ケアを重視したこともあって、本県におけるプライマリ・ケアのレベルは高い。県単位でみると沖縄県は全国でもっとも高いかもしれない。この高水準のプライマリ・ケアと精神医療の有機的連携を目指したいものだ。それには、プライマリ・ケア医をはじめプライマリ・ケアの質と量のレベル向上が欠かせない。

超高齢社会の中でプライマリ・ケアと精神医療の連携はとくに重要となる。現在の医療は、「病気を治し命を延ばす」を目標にした高度先進医療モデルを基本とするがこれだけでは不十分である。本モデルは医療費の増大をともなうため財政破綻をきたしやすく、現にわが国の医療費の高騰は止まらない。したがって「与えられた寿命をいかに良く生きるか、予測して予防する」を目標とするプライマリ・ケアモデルによる医療を充実・発展させる必要がある。精神医療関係者の出番ではないか。

沖縄の将来にとって「沖縄文化の主体性」が重要と沖縄出身の芥川賞作家、大城立裕は指摘した（琉球新報、2014年8月3日）。沖縄の精神医療、広義の「沖縄精神医療文化」のさらなる進展が期待されていよう。具体的には精神医療の優れた面を再認識し医療の質を一段と向上させたい。その上で例えば、今後ますます増加が予想されるうつ病者などを、転地療養を兼ね県外、近隣諸国から迎え治療、再発予防対策などを提供することは可能かもしれない。

地域精神医療・予防精神医療に関しては、既存の資源とネットワークを充実・強化するとともに、プライマリ・ケアを育てつつ緊密な連携を計ることにより、超高齢社会にも対応できる地域医療が展開できるのではないか。進展する地域医療の中に予防活動を組み込むことができよう。予防活動の地道な継続は精神疾患の有病率、さらには発症率を下げることに繋がるかもしれない。夢の実現を期待して待ちたいものだ。

第1部参考文献

はじめに

（1）小椋力「沖縄における歴史・文化と精神医学・医療」『沖縄の歴史と医療史』（琉球大学医学部付属地域医療センター編集）九州大学出版会、115—126頁（1998年）
（2）小椋力「日本精神医学新風土記(26)—沖縄県」臨床精神医学、38巻、481—497頁（2009年）
（3）北村毅『沖縄における精神保健福祉のあゆみ』沖縄県精神保健福祉協会（2014年）
（4）小椋力『沖縄の精神医療』中山書店（2015年）

第1章　沖縄県の概要

（1）沖縄県企画部統計課『100の指標から見た沖縄のすがた　令和3年10月』沖縄県統計協会（2023年）
（2）外間守善『沖縄の歴史と文化』中公新書、中央公論社、19—102頁（1986年）
（3）高良倉吉『琉球王国』岩波新書、岩波書店、36—68頁（1993年）
（4）大田昌秀「沖縄戦」『沖縄大百科事典』上巻、沖縄タイムス社、546—548頁（2008年）
（5）新城俊昭『新訂版—琉球・沖縄の歴史と文化』沖縄歴史教育研究会（2010年）
（6）NHK放送世論調査所『日本人の県民性』日本放送出版協会（1979年）

（7）波照間永吉「沖縄語」『沖縄民俗辞典』（渡邊欣雄・岡野宣勝・佐藤壮広・塩月亮子・宮下克也編集）吉川弘文館、87―88頁（２００８年）
（8）外間守善『沖縄の歴史と文化』中公新書、中央公論社、93―１９８頁（１９８６年）
（9）清村まり子「琉球芸能」『沖縄民俗辞典』（渡邊欣雄・岡野宣勝・佐藤壮広・塩月亮子・宮下克也編集）吉川弘文館、５５６―５５８頁（２００８年）
（10）沖縄県知事公室基地対策課『沖縄の米軍及び自衛隊基地（統計資料集）』（２０２２年）

第2章　沖縄県の医療

（1）稲福盛輝『沖縄医学史―近世・近代編』若夏社（１９９８年）
（2）稲福盛輝「沖縄医学史の黎明期」『沖縄の歴史と医療史』（琉球大学医学部付属地域医療研究センター編集）九州大学出版会、福岡、43―53頁（１９９８年）
（3）沖縄県医師会史編纂委員会「戦前・戦時下の沖縄の医療」『沖縄県医師会史―終戦から祖国復帰まで』若夏社、15―16頁（２０００年）
（4）沖縄県医師会史編纂委員会「沖縄戦直後の沖縄の医療と公衆衛生」『沖縄県医師会史―終戦から祖国復帰まで』若夏社、27―39頁（２０００年）
（5）沖縄県医師会史編纂委員会「医療人の育成」『沖縄県医師会史―終戦から祖国復帰まで』若夏社、１００―１１２頁（２０００年）

（6）沖縄県医師会史編纂委員会「中部病院の卒後研修制度」『沖縄県医師会史―終戦から祖国復帰まで』若夏社、103―105頁（2000年）
（7）与那原節子、前田洋子「社会情勢の変遷と公衆衛生看護」『人々の暮らしと共に45年―沖縄の駐在保健婦活動』（沖縄県福祉保健部健康増進課）グローバル企画、37―41頁（1999年）
（8）平良健康「駐在保健婦活動の歴史的評価と保健婦活動の展望」『人々の暮らしと共に45年―沖縄の駐在保健婦活動』（沖縄県福祉保健部健康増進課）グローバル企画、140―144頁（1999年）
（9）崎原盛造「医介輔と駐在保健婦の役割」『沖縄の医療と保健』（平山清武編集）徳明会、24―51頁（1987年）
（10）沖縄県医師会史編纂委員会「沖縄医師会の設立」『沖縄県医師会史―終戦から祖国復帰まで』若夏社、40―68頁（2000年）
（11）沖縄県医師会史編纂委員会「沖縄医学会」『沖縄県医師会史―終戦から祖国復帰まで』若夏社、91―99頁（2000年）
（12）厚生労働統計協会『厚生の指標増刊―国民衛生の動向2022〜2023』厚生労働統計協会（2022年）

第３章　沖縄の民俗信仰とシャマニズム

（１）Lebra WP『Okinawan Religion』Univ of Hawaii Press, Honolulu（1966）／崎原貢・崎原正子訳『沖縄の宗教と社会構造』弘文堂（１９７４年）

（２）植松明石「カミンチュ神人」『沖縄民俗辞典』（渡邊欣雄・岡野宣勝・佐藤壮広・塩月亮子・宮下克也編集）吉川弘文館、１４３―１４４頁（２００８年）

（３）佐々木宏幹「ユタ」『沖縄民俗辞典』（渡邊欣雄・岡野宣勝・佐藤壮広・塩月亮子・宮下克也編集）吉川弘文館、５３７―５３８頁（２００８年）

（４）佐々木雄司、浦崎とし恵、名嘉幸一、當山冨士子、島袋洋子「ユタの現況―第一報―沖縄県下全駐在保健婦からのアンケート回答より」沖縄公衆衛生学雑誌、13号、90―１１１頁（１９８２年）

（５）田頭政三郎「沖縄における比較文化精神医学的研究」神戸大学医学部紀要、40巻、73―90頁（１９７９年）

（６）Naka K, Toguchi S, Takaishi T, Ishizu H and Sasaki Y「YUTA (SHAMAN) and community mental health on Okinawa」Intl J Social Psychiatry 31: 267-274 (1985)

（７）大田昌秀「琉大世論調査の意味するもの」「沖縄タイムス」１９８３年５月18日夕刊

（８）高石利博「民間信仰と精神科医療」『沖縄の文化と精神衛生』（佐々木雄司編集）弘文堂、23―44頁（１９８４年）

（９）塩月亮子『沖縄シャーマニズムの近代―聖なる狂気のゆくえ』森話社（２０１２年）

(10) 高江洲義英「民族精神医学」臨床精神医学講座23『多文化間精神医学』(松下正明総編集、高畑直彦・三田俊夫編集) 中山書店、391—407頁 (1998年)
(11) 大橋英寿『沖縄シャーマニズムの心理社会学的研究』弘文堂 (1998年)

第4章 沖縄の精神医療の歴史と現状

(1) 石井厚「古代ギリシャ・ローマの精神医療」臨床精神医学講座S1『精神医療の歴史』(松下正明総編集、松下正明・昼田源四郎編集) 中山書店、67—78頁 (1999年)
(2) Jetter D『Geschichte der Medizin』Georg Thieme Verlag, Stuttgart (1992) ／山本俊一訳『西洋医学史ハンドブック』朝倉書店、283頁 (1996年)
(3) Thornicroft G and Tansella M『Better Mental Health Care』Cambridge University Press, London (2009) ／岡崎祐士・笠井清登・福田正人・近藤伸介監訳『精神保健サービス実践ガイド』日本評論社 (2012年)
(4) 呉秀三、樫田五郎『精神病者私宅監置の実況、現代語訳・解説＝金川英雄』医学書院 (2012年)
(5) 赤嶺政信「マブイグミ」『沖縄民俗辞典』(渡邊欣雄・岡野宣勝・佐藤壮広・塩月亮子・宮下克也編集) 吉川弘文館、476頁 (2008年)
(6) 近藤功行「薬草」『沖縄民俗辞典』(渡邊欣雄・岡野宣勝・佐藤壮広・塩月亮子・宮下克也編集) 吉川弘文館、521頁 (2008年)

（7）飛永精照監修、前田光康・野瀬弘美編集『沖縄民俗薬用動植物誌』ニライ社（1989年）
（8）小俣和一郎『精神病院の起源』太田出版（1998年）
（9）金城清松、長田紀秀『沖縄県衛生統計年報　1922―1946年』球陽堂書房（1963年）
（10）太平洋戦争・沖縄戦終結五十周年記念事業記念誌編集委員会『長寿のあしあと―沖縄県長寿の検証記録一九九五』沖縄県環境保健部予防課、若夏社（1996年）
（11）岡庭武「沖縄の私宅監置」精神医学、7巻、536―538頁（1965年）
（12）清水純一「硫黄島、沖縄に生きる―アメリカ軍政府G―6―54病院に働いて」『沖縄における精神衛生の歩み』（吉川武彦編集）沖縄県精神衛生協会、251―261頁（1979年）
（13）Moloney J C and Biddle C R「A psychiatric hospital in military government」Pychiatry 8 (4): 400-401（1945）／前嵩西一馬訳「軍政府内の精神科病院」『沖縄における精神保健福祉のあゆみ』（北村毅編集）沖縄県精神保健福祉協会、331―333頁（2014年）
（14）上与那原朝常「政府立琉球精神病院から国立療養所琉球精神病院になるまで」『沖縄における精神衛生の歩み』（吉川武彦編集）沖縄県精神衛生協会、279―286頁（1979年）
（15）島仲花枝「沖縄の精神科看護のあゆみ」『沖縄における精神衛生の歩み』（吉川武彦編集）沖縄県精神衛生協会、321―335頁（1979年）
（16）神山茂市「沖縄精神衛生協会」『創立10周年記念誌』（大城康男編集）沖縄精神衛生協会、13―17頁（1969年）

(17) 平安常敏「M・Kという男」『沖縄における精神衛生の歩み』(吉川武彦編集)沖縄県精神衛生協会、175―177頁(1979年)
(18) 平安常敏「沖縄の一離島における精神神経疾患者の疫学的ならびに社会精神医学的研究」精神経誌、71巻、466―491頁(1969年)
(19) 上与那原朝常、泰川恵徹、玉盛尚「沖縄における精神衛生事業」『創立10周年記念誌』(大城康男編集)沖縄精神衛生協会、1―12頁(1969年)
(20) 琉球政府厚生局公衆衛生部予防課『1966年沖縄の精神衛生実態調査報告書』沖縄精神衛生協会(1969年)
(21) 北村毅「沖縄における精神医療費年次推移」『沖縄における精神保健福祉のあゆみ』(北村毅編集)沖縄県精神保健福祉協会、438頁(2014年)
(22) 秋元波留夫「沖縄精神科医療の発展のための意見―特に本土復帰にそなえて」精神経誌、73巻、343―352頁(1971年)
(23) 高橋良、西園昌久「沖縄調査報告書」精神経誌、74巻、289―295頁(1972年)
(24) 岡庭武「沖縄に対する日本政府よりの精神科医派遣についておよび派遣医からの報告」精神経誌、73巻、81頁(1971年)
(25) 立津正順「沖縄の精神科の戦前と戦後」『沖縄における精神衛生の歩み』(吉川武彦編集)沖縄県精神衛生協会、262―278頁(1979年)

(26) 沖縄県福祉保健部障害保健福祉課『沖縄県における精神保健福祉の現状―平成24年』沖縄(2013年)
(27) 厚生労働省社会・援護局障害保健福祉部精神・障害保健課『精神保健福祉資料平成24年度6月30日調査の概要』国立精神・神経医療研究センター精神保健研究所精神保健計画研究部「改革ビジョン研究ホームページ」事務局(http://www.ncnp.go.jp/nimh/keikaku/vision/index.html2014)
(28) 精神保健福祉白書編集委員会『精神保健福祉白書2014年版』中央法規(2013年)
(29) 吉浜文洋「行動制限と看護師の役割―精神科看護の裁量権問題をめぐって」精神看護、13巻2号、27―37頁(2010年)
(30) O'Hagan M『STOPOVERS: On my way home from Mars』(1991)/中田智恵海監訳、長野英子訳『精神医療ユーザーのめざすもの―欧米のセルフヘルプ活動』解放出版社(1999年)
(31) 福田祐典「巻頭言―精神疾患と心理学」精神医学、56巻、564―565(2014年)

第5章 沖縄における地域精神医療の歩み
(1) 渡嘉敷暁「地域精神医療の歴史と概念」臨床精神医学講座20『精神科リハビリテーション・地域精神医療』(松下正明総編集、井上新平・堀田直樹編集)中山書店、23―35頁(1994年)
(2) 仲本政幸「沖縄の精神保健福祉における保健所の役割―沖縄の保健所のあゆみ」『沖縄における

精神保健福祉のあゆみ』（北村毅編集）沖縄県精神保健福祉協会、295―302頁（2014年）
（3）仲本晴男「精神保健福祉センターの歩み」『沖縄における精神保健福祉のあゆみ』（北村毅編集）沖縄県精神保健福祉協会、284―294頁（2014年）
（4）沖縄県立総合精神保健福祉センター『沖縄県立総合精神保健福祉センター所報―平成24（2012）年度実績』沖縄県立総合精神保健福祉センター（2013年）
（5）高橋年男「沖縄の家族会の歩み」『沖縄における精神保健福祉のあゆみ』（北村毅編集）沖縄県精神保健福祉協会、316―322頁（2014年）
（6）永山盛秀「精神保健福祉の分野における当事者の活動に関って」『沖縄における精神保健福祉のあゆみ』（北村毅編集）沖縄県精神保健福祉協会、323―328頁（2014年）
（7）高橋忍「沖縄の精神障害者社会復帰施設のあゆみ」『沖縄における精神保健福祉のあゆみ』（北村毅編集）沖縄県精神保健福祉協会、312―315頁（2014年）
（8）知念襄二「沖縄県の精神科クリニックの推移と現状」『沖縄における精神保健福祉のあゆみ』（北村毅編集）沖縄県精神保健福祉協会、270―275頁（2014年）
（9）西村直之「民間回復支援施設における病的ギャンブリングの支援（2）―リカバリーサポート・ネットワークの活動」精神科治療学、28巻、323―326頁（2013年）
（10）平田豊明「わが国の精神科救急医療体制」臨床精神医学、43巻、573―580頁（2014年）
（11）中山勲「沖縄県の精神科救急システム」『沖縄における精神保健福祉のあゆみ』（北村毅編集）

沖縄県精神保健福祉協会、１５８―１６３頁（２０１４年）
⑿宮川真一「沖縄の総合病院精神科における身体合併症医療」『沖縄における精神保健福祉のあゆみ』（北村毅編集）沖縄県精神保健福祉協会、１５１―１５７頁（２０１４年）
⒀山本和儀、真喜屋浩「宮古の精神医療小史―これまでのあゆみと現状、これからの課題」『宮古病院精神科開設20周年記念誌』（山本和儀編集）宮古病院、45―65頁（１９８７年）
⒁崎浜秀樹「八重山レポート―case by caseでやるということ」沖縄精神医療、５号、１―19頁（１９７８年）
⒂田中究「八重山諸島の精神保健」『沖縄における精神保健福祉のあゆみ』（北村毅編集）沖縄県精神保健福祉協会、１９２―２０４頁（２０１４年）
⒃宮里恵美子「久米島の精神保健」『沖縄における精神保健福祉のあゆみ』（北村毅編集）沖縄県精神保健福祉協会、２１３―２１６頁（２０１４年）
⒄與座千代子、上原恒夫「粟国村の精神保健」『沖縄における精神保健福祉のあゆみ』（北村毅編集）沖縄県精神保健福祉協会、２１７―２２９頁（２０１４年）
⒅森山公夫「追悼島成郎―島さんへの鎮魂歌」精神医療（別冊）、34―41頁（２００１年）
⒆島成郎『精神医療のひとつの試み』批評社（１９９７年）

（1）小椋力「巻頭言―精神障害の予防をめぐる雑感」精神医学、32巻、456―457頁（1990年）
（2）Silverman M M「Preventing psychiatric disorder」『Handbook of Studies on Preventive Psychiatry』Raphael B and Burrows G D eds), Elsevier, Amsterdam, pp11-30（1995）
（3）McGorry P「Early intervention in psychiatry: the critical period」Early Intervertion in Psychiatry 5: 1-2（2011）
（4）小椋力編集『精神障害の予防をめぐる最近の進歩（Recent Advances in Early Intervention and Prevention in Psychiatric Disorders)』星和書店（2002年）
（5）Ogura C, Koga Y and Shimokochi M, eds『Recent Advances in Event-Related Brain Potential Research』Elsevier, Amsterdam（1996）
（6）小椋力、仲本晴男、大田裕一、古謝淳、福治康秀、古川卓、松岡洋一、新垣元、近藤毅「精神障害の早期発見・早期対応を目的とした大学生に対する精神保健活動―10年間の経験から」精神医学、49巻、855―864頁（2007年）
（7）平松謙一、西澤治「統合失調症女性の妊娠・出産・育児に対するサービス―母子のリスクはどこまで軽減できるか」精神科臨床サービス、8巻、174―178頁（2008年）
（8）Nishizawa O, Sakumoto K, Hiramatsu K and Kondo T「Effectivenesss of comprehensive supports for schizophrenic women during pregnancy and puerperium: preliminary study」

Psychiat Clin Neurosci 61: 665-671 (2007)

(9) Segal Z, Williams JMG and Teasdale JD『Mindfulness-Based Cognitive Therapy for Depression-A New Approach to Preventing Depression』Guilford Press (2002) ／越川房子監訳『マインドフルネス認知療法—うつを予防する新しいアプローチ』北大路書房（２００７年）

(10) 中村道彦、小野泉「自殺の予防」臨床精神医学講座 S3『精神障害の予防』（松下正明総編集、小椋力・倉知正佳編集）中山書店、３８７—４０５頁（２０００年）

(11) 前田並恵「精神障害者による重大犯罪の実態—沖縄県における5年間の調査から」九州神経精神医学、40巻、２７３—２８９頁（１９９４年）

(12) 仲本晴男、山本和儀、小椋力「精神保健活動におけるコミュニティケアの費用・便益分析の試み」精神神経誌、92巻、68—71頁（１９９０年）

(13) McCrone P, Craig TKJ, Power P and Garety PA「Cost-effectiveness of an early intervention service for people with psychosis」Brit J Psychiatry 196: 377-382 (2010)

(14) Cocchi A, Mapelli V, Meneghelli A and Preti A「Cost-effectiveness of treating first-episode psychosis: five-year follow up results from an Italian early intervention programme」Early Intervention in Psychiatry 5: 203-211 (2011)

(15) 沖縄戦トラウマ研究会（當山冨士子代表）沖縄県対米請求権事業協会助成シリーズ48『終戦から67年目にみる沖縄戦体験者の精神保健』沖縄戦トラウマ研究会（２０１３年）

(16) 岸本泰士郎「身体合併症と精神科薬物療法」臨床精神医学、43巻、349―355頁（2014年）
(17) 小川一夫「統合失調症における身体疾患有病率と死亡率の上昇」精神科治療学、29巻、147―152頁（2014年）
(18) 立森久照「うつ病における身体疾患有病率と死亡率の上昇」精神科治療学、29巻、153―158頁（2014年）

第7章　文献なし

第2部　沖縄における精神医療関係団体のここ10年間の歩みと課題

1　国立病院機構琉球病院の歩みと展望

国立病院機構琉球病院院長　福治康秀

本院の歩み

琉球病院は、1949年3月1日に沖縄民政府立沖縄精神病院として、沖縄県における最初の精神科病院として発足し、公的病院として中北部の中核病院の役割を果たしてきた。しかし、医師数の少なかった沖縄で、さらに中心地から離れているという地理的条件から医師獲得は非常に困難で、各関連機関の協力で病院が維持できた歴史があり、1964年から始まった精神科医の派遣医制度の中で多くの派遣医が支えてくださった。その後も、琉球大学、九州大学、熊本大学、肥前療養所など多くの関連機関からの医師派遣に支えられた。

1972年5月15日、日本国復帰により厚生省に移管、国立療養所琉球精神病院となった。そして、2004年4月1日、国立病院の独立行政法人化に伴い、独立行政法人国立病院機構琉球病院に移行、経営的視点も求められることとなった。国などからの補助金はなくなり、独立採算による運営が始まった。

２００６年に、石垣一彦院長の後任として、第12代村上優院長が国立病院機構肥前精神医療センター、国立病院機構花巻病院を経て琉球病院に赴任した。医師数は少なく、専門医療も乏しかった。地理的に不利な面をカバーするため専門医療の発展を図り、また救急医療にも取り組み、遠くからでも受診してもらえるような病院を目指し発展させ、それらの専門医療に魅力を感じて来る医師も増えた。若手に各専門医療のリーダーを任せ、全国に発信することで更にモチベーションを上げ、さらに発展するという好循環を作った。また、コメディカルの採用を積極的に行い、チーム医療を発展させた。動きの少なかった病院からアクティビティの高い病院となった。

２０１０年、福治副院長就任。それまで、長期にわたり副院長不在で、久しぶりの副院長であった。２０１２年４月には、臨床研究部が発足。２０１４年７月、福治院長および大鶴卓副院長就任。車輪の両輪としての体制とし、琉球病院維持・発展を図った。村上先生は病院再生のため榊原病院へ赴任、その後さいがた医療センターの再生に尽力された。

２０１５年11月20日、ＤＰＡＴ(Disaster Psychiatric Assistance Team, 災害派遣精神医療チーム）に取り組み沖縄県の先遣隊の指名を受けた。

病棟建て替えは、２０１５年６月に第１期工事が完成。第２期工事に入った際に現場の地中に雨水管が発見され、建て替え中断の危機となるも雨水管盛替え工事ができ、2018年6月に重心病棟、同年10月にリハビリテーション棟が完成した。新病棟建て替え完了に伴い重心病棟を、計80床から90床に増床した。その後、要件を満たしたため、スーパー救急病棟の立ち上げを行った。2021年8月、大鶴副院長退職。副院長不在となり医師数も減った。2023年6月、真栄里仁副院長赴任。

診療内容

治療抵抗性精神疾患に対する治療

【クロザピン】クロザピンの適応症は治療抵抗性統合失調症である。琉球病院でのクロザピン症例は、2010年2月に1例目の投与を開始し、2023年6月にはのべ388例となった。全国で2番目に多い症例である。約10年ぶりに自宅へ退院することができる方もいた。琉球病院では、クロザピン地域連携「沖縄モデル」を展開している。関連機関からの紹介でクロザピンを導入し、安定したところで地域の関連機関に戻り通院で支えるというモデルである。2015年3月には国のモデル事業にも指定された。沖縄のどこでもクロザピンが使用できる体制の構築を目指し、精神科病床を有する医療機関のほとんどでクロザピン治療可能な体制整備となった。同年７月には、全国初となるクロザピン治療専門病棟（56床）を整備し更なる病院機能の強化を図った。

【ｍ－ＥＣＴ（Modified-Electroconvulsive Therapy（修正型電気けいれん療法）】県立中部病院麻酔科の協力（琉球大学麻酔科との連携）のもと、ｍ－ＥＣＴによる治療を実施しており、各症例とも改善が認められている。

医療観察法による入院・通院

２００７年２月１日、全国で10番目の医療観察法病棟として、17床が開設された。２０１０年３月24日には、増床され35床となった。入院医療にしっかり取り組むとともに、通院医療も積極的に取り組んでいる。通院医療については、厚生労働省の班研究を担い全国調査等を進め、エビデンスを発信している。精神鑑定にも積極的に取り組み、多職種チームで鑑定を進めている。

アルコール依存・薬物依存等に対する治療

各地域における早期発見早期介入事業や、総合病院との連携、特に救急部との連携による事業を進めている。専門病棟を有し、専門のスタッフによる認知行動療法に基づく治療プログラムを提供している。家族教室も実施し、家族の回復も支援している。

行政・地域関係職員を対象に「アルコール関連問題地域研修会」「ブリーフインターベンション研修会」を開催した。研修会で習得した早期介入の技法は、地域の特定健診や保健指導に活かされている。地域からの要請に応じ、医師、看護師によるアルコール問題や介入に関する講演なども行っている。

児童・思春期精神医療（こども心療科）

地域の関連機関と連携し、外来及び入院を通して発達障がい・情緒障がいを有する子ども・ご家族への専門医療の提供を行っている。保健師や学校関係者との勉強会、情報交換会も実施している。子どもの心の診療ネットワーク事業の委託を県から受けており、診療連携や機能分化を推し進めるために、診療支援や研修会、勉強会などを実施している。また、人材育成にも取り組んでいる。こども心療もチーム医療で進めている。それにより、少ない医師でも運用可能である。特に心理師とのチーム医療は重要である。

重度心身障がい児・者医療（強度行動障害）

1976年7月1日、重症心身障がい児（者）病棟（80床）が開設された。沖縄県で唯一の強度行動障害を担う重症心身障がい児（者）専門病棟である。自閉症や多動等の情緒障害や行動障害の診断・治療及び療育やてんかん等薬物調整などの医療的支援を行っている。医師、看護師の他、児童指導員・保育士もいる病棟であり、グループや個別での療育が行われている。学校教育については児童・生徒は県立名護特別支援学校にスクールバスで通学している。また利用者の状態に応じて訪問教育も行われている。

包括的地域精神医療（訪問看護・地域精神医療）

通常訪問と多職種アウトリーチチームを柔軟に使い分けている。情報共有は、入院中からケース会議の参加や病棟面接を行い、退院後も院内での密な情報共有を行い、院外も含め定期的なケース会議を行う。介入・連携は、必要時は、出前で家族教育を行い、就労支援は、積極的に探し繋ぎ、見学同伴も行う。地域との連携は、何らかの関係機関や地域資源に繋がれば終了も検討する。

将来、アウトリーチのモデルを示せればと考えている。

精神科救急医療

沖縄本島北部圏域の基幹病院として役割を果たしていたが、条件を満たしたため、スーパー救急病棟の運用を開始した。あらゆる精神科救急患者の受け入れを担っている。

地域移行の取り組み

長期入院者も地域移行を図るべく、取り組みを持続している。特に長期入院をされており地域での生活経験のない方にも、丁寧に地域とつないで、地域移行を果たし続けている。

災害医療（ＤＰＡＴ）

東日本大震災において、心のケアチームとして、岩手県宮古市において被災者へのメンタルヘルスケア活動を実施した。派遣期間は、２０１１年3月23日〜２０１２年3月16日、1派遣期間は2週間であった。相談・診察等は、のべ人数で３４３９人に上った。こころのケア活動終了後、厚生労働科学研究「被災地のアルコール問題の調査と介入に関する研究」に参加し、２０１４年度末まで継続支援を行った。福島県内の原子力発電所近くの被災した病院支援にも入った。

その後、ＤＰＡＴの立ち上げがあり、琉球病院が沖縄県最初の先遣隊となった。熊本地震における琉球病院の主な活動は、地震発生翌日に現地へ職員を派遣し、熊本県庁ＤＰＡＴ調整本部において総括的調整業務を担当した。派遣期間は、２０１６年4月15日～6月10日であり、１派遣期間は10日間であった。派遣隊は、いくつもの被災病院から、多くの患者の転院搬送を行った。

その後の琉球病院のＤＰＡＴ活動については、２０１９年台風19号において、全国のＤＰＡＴ事務局を担う任を受け、東京の事務局が復旧するまで担うことができた。そして、全国のコロナ対応そして沖縄のコロナ対応の中心を担った。

その他の活動

病棟再編

地域ニーズをとらえながら、入院ニーズの減少に伴い、病棟再編を進め、病棟数の減少に取り組んだ。そんな最中に、コロナクラスターの体験をした。そのこともあり、県内のニーズをとらえながら、コロナ病棟の立ち上げを行うこととした。それに伴い依存症病棟の閉鎖を行った。コロナ病棟では、計１５０人以上の患者さんの受け入れ、現在も受け入れを継続している。それを継続しながら、２０２３年６月より依存症病棟を再開した。

県との連携事業

国立病院時代には、県との連携事業はできなかったが、独立行政法人化に伴い、実現できた。ただ、当初は県の事業に参加できることの認知が進んでおらず、なかなか連携事業は進まなかったが、地道に取り組んだ結果、今はしっかり県とタイアップできている。

教育・人材育成

専門医研修制度の研修病院として、後期研修医を受け入れ研修を継続してきた。肥前精神医療センターを中心とした国立病院機構内での後期研修医ローテーションを行い、医師育成を行った。新専門医制度に移行してからも、専門研修基幹病院として登録するとともに、協力病院として多くの関連病院と連携して、医師育成を進めている。

また、初期研修については、県立北部病院、群星沖縄研修センター、そして県立中部病院からの研修医を受け入れている。その他、琉球大学医学科の学生クリニカルクラークシップを受け入れている。

その他、サブスペシャリティとして、こどものこころの専門医の育成プログラムの基幹病院を担っており、こどもの心の診療ネットワーク事業と相まって人材育成に尽力している。

若くしてリーダーの経験をすることで成長する。チャレンジする人を支え応援することが要である。これは医師に限らず、すべての職種にいえることである。幹部は、現場も担いながら管理も行うプレイングマネージャーであることが大事で、現場感覚を持ちつつ管理を行うことが重要である。この流れは、村上院長の頃から連綿と流れている。女性医師支援、引いては男性医師も含めたワークライフバランスが重要であり、医局全体で取り組んでいる。そして、すべての医師がしっかりとキャリアアップをすることを全面的にバックアップしている。

国立病院機構との連携

危機的になっている国立病院機構内の病院を支援する体制をとり、医師数の少なくなった病院への継続的な医師支援を行う。また、人材交流を行い、人材育成を行っている。琉球病院も人材交流の場所としての役割を持ち、各大学や病院からの人事交流を担っている。

国立病院機構精神科病院では若手の研修発表や交流の場としてレジデントフォーラムを開催しており、若手の研修の内容を充実させている。
各大学との連携により臨床、教育、研究のハブとしての役割を持つと考える。特に大学では経験しづらい症例を経験出来る機会もあり、臨床の幅も広がる。また、研究面でも、多くの症例による研究フィールドとしての魅力を持つと考える。

臨床研究部の活動
2012年4月より臨床研究部が発足し、各部門において臨床研究を進めている。琉球大学医学部の精神病態医学講座や臨床薬理学講座、藤田医科大学精神医学講座、名桜大学看護学科、沖縄科学技術大学院大学（OIST）などの大学との連携による研究も積極的に進めている。クロザピンの遺伝研究、医療観察法、災害医療、依存症医療など、厚生労働省の班研究を中心に研究を進め、実績を上げている。また、治験も精力的に進めている。今後の臨床研究での、関連機関とのコラボをさらに進めていければと考えている。
学会運営を担うこともできるようになった。日本病院・地域精神医学会、医療観察法関連職種研修会、日本司法精神医学会、日本森田療法学会などの全国学会も開催した。

今後に向けて

地域のニーズに応じた病院であり続ける。最後の砦として、いかにニーズに沿った医療やサービスの提供ができるかが重要であろう。スタッフ一同、頑張る決意である。

2　精和病院の過去・現在・未来と離島医

沖縄県立精和病院院長　屋良一夫

私が沖縄の精神医療に携わり始めたのは２００１年からである。それ以前のことは書籍や資料、および諸先輩方から語り継がれた話として把握する程度であるが、現在まで少なからず沖縄の精神医療に携わったことから、公的病院である沖縄県立精和病院医師の立場で、沖縄の精神医療の変遷を振り返りながら、精和病院の歴史と現状の報告および今後の展望について執筆させていただくことにした。小椋先生のご依頼では、対象期間は最近十年の歴史であったが、それ以前のことにも一部触れさせていただいた。

財団法人沖縄精和病院から沖縄県立精和病院へ

戦後の沖縄の精神医療をさかのぼると、沖縄民政府が１９４６年宜野座地区病院に初の精神科病棟を設置後、１９４８年に金武村（現金武町）に新設された結核療養所（金武保養院）の中に翌年、沖縄民政府立沖縄精神病院が設立された。琉球政府の樹立と共に１９５４年、琉球政府立琉球精神病院と改名、また医師の自由開業が認められ１９５１年に島医院を筆頭に相次いで田崎医院、たがみ医院が開設、天久台精神神経科医院が開設された。

精和病院は病床不足を解消する目的で、1958年に設立された琉球精神障害者援護協会の支援と1959年度のお年玉付き年賀はがきの分配金をもとに、1961年5月5日に財団法人沖縄精和病院として開院した。その後、沖縄の本土復帰に伴い1973年4月1日、沖縄県に移管されて現在の沖縄県立精和病院となり公的な医療を担うことになった。

県立病院としての精和病院のスタート

本土復帰直後の沖縄の精神医療の事情は常に医師不足を抱え、離島の医療事情は更に厳しい時代背景があった。県立病院となった精和病院は精神科救急の中核的存在となり、離島の支援にも関わることになった。また医療だけではなく、教育や不足する人材の育成面でも無資格者であった看護者に資格を取得させるため、1974年に沖縄県立准看護学校を敷地内に設置し、1979年に廃止になるまで、総勢120人余りの卒業生を送り出し、沖縄の精神医療を担う人材育成に寄与した。

県立宮古病院・八重山病院への支援

県立宮古病院及び県立八重山病院への支援については、復帰以前は本土からの派遣医師に頼るところが大きかったが、県立に移管後の精和病院は自院の医師不足の問題も抱えながら、同じ県立の宮古病院への医師の派遣や八重山病院への応援業務も担うこととなった（宮古病院、八重山病院の詳しい変遷については同病院執筆者に委ねることとする）。直近約10年間においては精和病院を含む県立病院から宮古病院へ医師5人を派遣（専攻医を含む）、および日帰り外来診療の応援などを行っている。

また八重山病院へは臨時的な精神保健指定医の応援を行っていたが、神戸大学からの定期的な医師の派遣が終了した後、２０２２年からは医師の派遣を行い、現在２人が八重山病院の勤務にあたっている。

久米島の精神医療への支援

久米島町は現在人口７千人余りで、他の小離島に比べ人口が多く、精神疾患患者数も格段に多い。先に記述したように久米島の精神医療は島成郎医師の巡回相談に始まり、巡回相談のみで対応していた時期（１９７１年～１９９９年）と、２０００年４月沖縄県離島医療組合による公立久米島病院が開設し、心療内科外来が開始して以後（2000年～現在）の時期に分けられる。公立久米島病院開設前の巡回相談数は年間で200人～300人前後であり、年3回で1回あたり4日間であったが、開設後は年3回で1回あたり1日間に縮小されている。

公立久米島病院は開設時から心療内科の外来診療を始め、当初は隔週土曜日、その後患者数の増加に伴い毎週土曜日の外来診療を精和病院医師（一時期県立精和病院と県立中部病院医師との共同応援）が担当し現在に至っている。2012年4月から地域医療振興協会が指定管理を受けた運営となるが、その後も精和病院からの応援は継続している。

久米島町の人口は漸減しているが、外来診療では高齢化した島内在住者の認知症の相談や、増加する移住者の島内生活への適応に問題を生じた受診者などが散見され、久米島病院の現在の外来患者数は1日あたり新患2～3人、再来30人～40人程度である。直近10年間程の年間受診者数も1日平均35人以上で増加傾向にある。

本島の病院への紹介も外来および入院を含め1年に20件～30件あり、急性期で入院を要する場合は、基本的に家族が航空機あるいはフェリーで本島まで同行し、精和病院（一部他病院）への入院となっている。搬送の段取りが不十分なケースによっては同院院長により精和病院まで搬送することもある。また著しい精神症状の場合は同院での鎮静後ドクターヘリで搬送となったケースもある。

精和病院医師が担当するのは週に1回であり、それ以外の日は精神科医不在の中、入院を要する患者のケースワークが大きな課題であり、可能な限り精和病院での対応を行っているが十分ではなく、夜間休日の精神科医療救急システム利用も17時以降の発生事例への対応が原則であり、久米島からの平日の日中に入院を要す患者のケースワークの課題は現状でも続いており、入院の受け皿に関し本島各精神科病院の更なる協力を得たいところである。

小離島への支援

古くは1971年、久米島の島成郎医師（那覇保健所嘱託医）、1977年、粟国島の佐々木雄司医師（琉球大学保健学部精神衛生教室）、座間味島の勝連昭夫医師（精神衛生センター、後に勝連病院）の巡回相談に始まるが、それぞれ複数の医師へ引き継がれた後、精和病院医師に引き継がれている。また、渡嘉敷島、渡名喜島、南大東島、北大東島などへの巡回相談も若干の違いはあるが、ここ20年来1年に2回を基本とし、コロナ禍前まで精和病院医師（一部精神保健福祉センター医師や玉木病院医師を含む、オリブ山病院の巡回が始まり開催のない年もあり）が担当している。

コロナ禍になって2019年以降、巡回相談は中断しているが、現在も需要はあると聞いており、今後の保健所の方針により再度協力を検討したいと考えている。

医療観察法による指定通院医療および鑑定入院

医療観察法が2005年7月に施行され、現在指定通院医療機関は15医療機関存在するが、当初沖縄県で指定通院医療を担当していたのは琉球病院、県立宮古病院、県立八重山病院と県立精和病院の4病院であった。これまで精和病院で受け入れた指定通院医療対象者は総計20人で、その大半が今なお継続して外来通院している。また同法における鑑定入院も当初より行っているが、2005年から2008年の間、琉球病院の医療観察法病棟開設前は、同法の入院処遇が決定した対象者を県外の医療観察法病棟を有する病院への航空機移送が必要であった。厚生局の依頼で鑑定医又は主治医1人及び看護師1人が移送に同行した。

精和病院では3人の対象者を愛知県の東尾張病院、東京都の武蔵病院、佐賀県の肥前精神医療センターへそれぞれ移送したことがある。鑑定入院中で十分な治療を施されていない対象者の移送は様々なリスクを抱える業務であった。2008年2月に琉球病院の医療観察法病棟開設後は、本島内の同病院へ陸路でスムーズに移送できるようになり、リスクを伴った医師や看護師による同行業務の必要もなくなり、鑑定入院の受け入れが容易になった。またその後通院医療機関の指定も進んだため、受け入れ先の窓口が広がり同法施行当初に比べ精和病院の対象者受け入れのペースは緩くなりつつある。現在当院で指定通院医療を受けている対象者は3人である。

外国人を含む処遇困難患者の受け入れ

精和病院では民間病院で対応困難な患者を受け入れているが、2012年より治療抵抗性統合失調症の治療としてクロザピン治療を導入し、現在までに当院で68人の患者に同治療を行っている。また単科精神科病院では麻酔科医の問題等で取り組みづらい修正型電気けいれん療法による処遇困難例の治療も2019年より開始、コロナ禍になり一時的に中断していたが、現在同治療が必要な例には積極的に行われている。

また、外国人の診療に関しては、これまでも通常の外来で対応しているが、時間外の精神科救急担当日の相談や当番病院が対応できないケースとして精神科救急情報センターからの依頼も散見される。また措置入院を要するケースに関しては直接保健所からの依頼があることも少なくない。最近10年間で精和病院を受診した外国人は50人（男性30人、女性20人）であり、うち入院を要した例が16人（医療保護入院8人、措置入院6人、任意入院2人）である。沖縄県の外国人観光客および労働者の人口は増加傾向にあり、受診者はコロナ禍を除き増加傾向にある。

単科精神科病院の人的資源で外国人診療を行うのは困難な点が多く、特に入院を要する患者の場合は、言語的な問題、医療費の問題など医師のみでなく、看護師、精神保健福祉士などのコメディカルスタッフ、事務方など職種の区別なく職員全体で対応する必要がある。またその他通訳ボランティア、ポケトークなどの翻訳機器の活用、また自発的な受診においてはおきなわ医療通訳サポートセンターなどを活用し対応している。

災害精神医療

精和病院では２０１１年３月の「東日本大震災」へ２回、２０１６年４月の「熊本地震」へ２回、被災地支援チームを派遣しており、災害派遣精神医療チーム（ＤＰＡＴ）の先遣隊として２０２１年度に登録を受けた。沖縄県には災害拠点精神科病院として2病院（琉球病院、平安病院）が指定されているが、大規模災害時にはさらに多くの病院が指定される必要性があると考えられ、今後精和病院も同指定を受けることを検討していきたい。

新専門医制度の開始

２０１９年4月より新専門医制度が始まった。精和病院は沖縄県立病院群の精神科専門医研修「うりずん」の基幹病院として、沖縄県立南部医療センター・こども医療センター、沖縄県立宮古病院、沖縄県立精神福祉保健センター、山形県立こころの医療センターと連携を行い専門医の育成を行っている。２０２０年度より専攻医１人、２０２１年度専攻医２人、２０２３年度専攻医２人の研修が行われており、毎年３人までの専攻医の受け入れの体制がある。

新専門医制度で沖縄県は、精神科医師充足県として精神科のシーリングがかけられている。その実態は診療所医師としての開業が極端に多く、都市部の地域への医師の集中が顕著で、精神科病院医師、とりわけ離島・へき地の病院に勤務する精神科医師は慢性的に不足し、県内での医師偏在が際立っている。限られた専攻医数の中で、離島・へき地の病院の医師不足を解決するためには、離島研修プログラムを持つ精和病院および琉球大学病院からの派遣に頼らざるを得ず、地域枠の医師を有効に活用した、両プログラムの継続的な連携協力体制が必須である。

コロナ禍の公的精神病院の役割

２０１９年に始まったコロナウイルス感染症のパンデミックにより、精和病院もコロナ禍の精神医療に向き合うことになった。精神疾患を持つコロナウイルス感染者の処遇が大きな問題となり、行政関係者を含めた精神医療関係者の会議も複数回開催され、紆余曲折はあったものの公的病院である精和病院にコロナウイルス感染症専門病棟を開設することになった。しかし専門病棟を開設するにあたっての問題点は複数あった。最終的に入院中の患者54人を他の精神科病院へ転院させるほか、現状の精和病院の人員でコロナ専門病棟の看護単位を確保することとなった。琉球病院および沖縄県精神科病院協会に所属する各民間精神科病院の迅速な協力があり、２０２０年6月コロナ専門病棟を開設した。

既存の結核病床を転用して当初2床からスタートし、その後増床し最大14床まで確保した。迅速を要するこのミッションは精和病院内の職員の努力と、県内精神科医療関係者の協力を得て、総力を結集しなければ実現不可能なことであった。開設のために努力した院内職員及び尽力していただいた院外の関係者の方々に改めて感謝の意を表したい。またコロナ蔓延時にクラスターを起こした医療機関から受け入れた患者が療養終了しても、元の病院へ戻せない事態が発生することがあった。しかし沖縄県精神科病院協会のご協力で、療養終了後一時的に後方受け入れ病院を募るシステムを工夫していただき、精和病院のコロナ病床を効率よく回転させていただいたことにも頭が下がる思いである。結果これまで総計309人のコロナウイルス感染症患者の受け入れを行うことができ、沖縄県の対応策は他の都道府県でも類を見ず、コロナ対策への沖縄県の精神医療関係者の結束の強さを切に感じた。

流行期にはコロナウイルス感染症患者の受け入れに伴い、沖縄県庁内のコロナ本部へ精和病院の職員も含め、各精神科病院および関係機関から多くのスタッフの協力派遣があり、クラスターが発生した精神科病院への支援なども迅速に行われた。感染症法の2類時の第8波までは先述の経過のように対応したが、2023年5月8日に2類から5類に変更となった今なお、新型コロナウイルス感染症の流行は歯止めがかからない。

当院は重点医療機関を継続しているが、現在入院患者においては県内各精神科病院が概ね自院で対応、一般の医療の中での対応が定着しつつある。

今後の展望

精和病院の在り方が何年も前から議論されている。財団法人から県立病院に移管、米軍占領下の特殊な環境の中で紆余曲折ありながら、他の精神科病院の協力の下、沖縄県の精神医療を担ってきた。琉球病院および数カ所の民間精神病院と精和病院の時代から、復帰後琉球大学病院や複数の民間病院の開設を経て、外来診療所の増加、また南部医療センター・こども医療センター精神科の開設など沖縄県は充足された医療機関数、病床数を持つ県となった。

１９８６年に老朽化し現在地に移転した精和病院の形態は、設立当初の単科精神科病院のままの形態で62年が経過している。精神科医療を取り巻く環境は変化し、日進月歩で各病院はそれぞれの特色を持ち、専門的な医療を既に行っている。単科精神科病院として歩み続けた精和病院の医療は今や旧態依然としたものだと揶揄されることもある。

確かに社会のニーズが多様化していく中で、現状の精和病院の形態は、県民の満足し得る医療が提供しにくい形であるのも実情である。身体合併症を抱える精神疾患患者の問題も南部医療センター・こども医療センターの開設後もなお不十分な治療環境にあるといわれている。周産期の患者、透析の患者、児童思春期の患者、一部の依存の患者など、現状本島内での有床精神科医療機関で総合病院機能を持つ精神科は琉球大学病院と合併症に特化した病床を持つ南部医療センター・こども医療センターのみであり、受け皿が乏しいと解決を求める声も多く聞く。

精和病院の南部医療センター・こども医療センターとの統合案が目下進みつつある単科精神科病院としての機能を残しつつも、身体合併症など総合病院の機能を持つ場での治療を望む患者の需要に応える必要がある。今後精和病院の統合構想がどのように進むかまだ不透明なところもあるが、公的病院としての基本的な使命は他病院がそれぞれの分野で独自の医療を展開する中、その狭間からこぼれ落ちる、しかし医療を必要とする患者を見逃すことなく、精神科医療の隙間を埋める努力を黙々と地道に行っていくことだと考える。沖縄県内の各医療機関との連携、協力をはかりながら、県民のニーズにできるだけ適《かな》った新しい形の精和病院に生まれ変わることができれば良いと考える。

3　県立宮古病院の歩みと課題

沖縄県立宮古病院精神科科長　山田豪人

１９５０年に始まる宮古民政府立結核療養所は、１９５２年に琉球政府立となり１９６０年に宮古病院となったが、精神医療は１９６７年の精神科病棟開設まで待たなければならなかった。開設当初は行政府派遣が数日単位で次々に入れ替わり、患者も職員も甚だ困惑していたが、１９６８年4月に赴任した仲村肇医師は１９７３年7月に中山勲医師が継ぐまで勤め、１９７７年7月に中山医師から真喜屋浩医師へと受け継がれた。

真喜屋医師は宮古出身で１９６８年に慶応大学を卒業し同大学精神科医局に入局したが、琉球政府から東京まで訪ねて沖縄の窮状を切々と訴えた大濱医務部長の姿に心を動かされ１９７０年7月1日から精和病院に移った。宮古着任後、母校に医師派遣を要請し、「民間から医師を引き抜くのは問題」「県職は採用年齢制限がある」と言う県と慶応大学の間に立ち派遣を実現させた。熊本大学からの派遣も得、精神病床を50から１００床に増床した。１９９０年3月で宮古病院を退職して宮古保健所長を１９９１年10月末まで勤め、同年12月に島内に精神科医院を開業し、2019年2月の逝去まで宮古の医療に尽くした。

宮古病院には、琉球大学に開設された精神科を率いる小椋力教授のもと精神科医が派遣された。1998年の高橋正明医師から診療録に医師署名がみられるようになり、岸本和子看護師が詳細な看護要約を作る文化をもたらし、2000年に赴任した真栄里仁医師が膨大な数の患者の経過要約を読みやすくワープロ打ちした診療録に残し、経過を踏まえた治療がなされて入院から通院の医療への移行が加速した。2006年には精神病床は50床に削減された。反面、精神科訪問診療・看護の件数は人口当たり国内トップクラスとなり、保健所・警察・医療機関・市障がい福祉課・相談支援センター等の関係者が「サポート会議」と称して毎月集まり顔の見える連携が行われた。「生活臨床」の流れを汲む宮古の精神医療の由縁である。人口当たりの精神病床数の少なさは欧州並みで、フランスのセクトゥール制の日本版ともいえる日本の政策上の貴重なモデル地域となったと思う。

医師卒後臨床研修制度の影響

2004年、医師卒後臨床研修制度が変わり、「卒後は大学医局に所属（入局）して教授の指導のもと医局人事で赴任」という不文律が消滅した。医師はキャリア形成や子育てを見据え、生活に便利で教育環境も充実した都市部の病院を選ぶようになり、入局者が激減した地方大学では医局員が3人にまで減った医局もあった。各大学医局は初期研修を終えた若手が都市部に偏り始めた2008年頃から入局勧誘に躍起となり、入局者の要望を優先した人事をせざるを得なくなった。

孤島の診療所のテレビドラマが人気を博す傍ら、離島派遣に同意する入局者は稀少で、離島へき地の病院が大学の派遣先から外れる流れは全国でみられた。2008年度を最後に熊本大学からの医師の赴任が途絶え、2010年度までは毎年3人を派遣できていた琉大も例外ではなく、2011年度は2人、2013年度は1人と減り続け、2015年度を最後に途切れてしまった。琉大関係者からは、医師が自ら行きたくなる魅力を宮古からも発してほしい、との声がきかれた。医局員が自ら望んでくれないと派遣させるのが難しい時代になった。

年々厳しくなる宮古病院への派遣につき、琉大精神科と県人事担当で話し合いがもたれた。琉大関係者からは、まずは県の精神医療の中心である精和が派遣すべき、との意見があったという。2011年度は、琉大の派遣が2人に減って常勤3人に減り、新患予約が2カ月以上先まで埋まって、多方面からの苦情が現場の常勤医に殺到した。

２０１２年度は、精和病院の西依康医師が赴任し常勤４人に戻ったが、２０１３年度は琉大派遣が１人に減り西依医師が退職し常勤２人の危機に見舞われた。しかし、安谷屋正明宮古病院長が、全国自治体病院協議会で要職にあった中島豊爾医師に懇願して実現した岡山県精神科医療センターからの派遣として、元・岡山大学精神科医局長の児玉匡史医師が１年間赴任した。同時に東京から林宜亨医師が入職した。同年６月１日の新病院移転で45床へ減床されたが、７月に宮古では初の民間精神科訪問看護が活動し始めた。

精神保健指定医と精神科専門医

精神科医の重要な資格といえば、厚生労働省指定の「精神保健指定医」（以下、指定医）と日本精神神経学会と専門医機構認定の「精神科専門医」（以下、専門医）である。指定医は非自発的入院や行動制限等に必須で、専門医は登録制の向精神薬の処方等に重要であり、民間では資格の有無で倍ほども給与に差をつける病院もある。取得には、指定医・専門医指導医が勤務する施設で、あらゆる精神疾患と診療場面の経験の報告書をそろえ、国の審査に合格する必要がある。

総合病院に多い中毒性器質性精神病、特殊な病院に多い児童思春期例、重装備の病院に多い措置入院など、病院ごとに偏る疾患や経験の報告書を全て揃えるのは難しい。しかし、精神病者の搬送に二の足を踏む航空機の事情から島内完結を迫られる宮古では短期間で全ての疾患と経験が積めるため、研修プログラムに1年でも宮古を組み込めば大学医局や研修基幹病院としても売りになる。

２０１４年度は、岡山県精神科医療センターの関英一医師が研修をかねて1年間、宮古病院に児玉医師と交代するように赴任し、専門医と指定医を取得した。また、最後の私宅監置者を診て東京に戻った林医師に代わり公募で萩原理恵子医師が入職して指定医になり、後に専門医を取得した。

２０１５年度は、関医師が岡山県に戻り、千葉から三塚智彦医師（現・南部医療センター精神科医長）が入職され、専門医指導医を取得した。また、臨床心理士2人が常勤化し、周産小児期の介入が増して、愛着の問題が人格の形成に暗い影を落としていた宮古に光が差した。２０１６年度は大学派遣が途切れたが、岡山県精神科医療センターの吉村文太医師が赴任し、南部医療センターで研修中の仲本麗雅医師（現・八重山病院精神科医長）が宮古で1年を、と初めて常勤5人となった。

この頃、２００８年頃からの制度「地域枠」（卒後の医師不足地域勤務を条件に医学部に入れる）の学生が卒業し医師免許を取得し始めていた。へき地勤務が義務の奨学生や自治医大生と同様、彼らが入局の際には、義務を果たせる宮古病院を検討していただくよう、へき地が派遣先から外れ始めた大学医局に依頼された。

２０１７年度は、三塚医師が北部病院の精神科常勤化にともない転出し、仲本医師が沖縄本島に戻り、６月に萩原医師が開業で退職し、琉大医局で研修中の玉城祐一郎医師が赴任し、常勤３人となった。

２０１８年度は、精和病院で研修中の次呂久英太郎医師（現・中部病院精神科医長）が来て、６月に玉城医師が助教に昇任して戻った琉大から山城千絵医師が９カ月赴任して下さったが、吉村医師が岡山県に戻り、指定医は１人となった。指定医１人体制は国（精神保健福祉法）も想定外で特定医師（非指定医でも指定医業務が一部可能）の制度すら発動できず（発動は指定医２人以上在籍が要件）、クロザピンも登録医２人以上の施設要件を欠いて新規処方や処方再開が不可となった。24時間年中無休となった１人の指定医が感染症にでもなれば病状悪化者を入院させられず行動制限もできない恐ろしい島になる危機が続いた。

２０１９年度は、山城医師も沖縄本島に戻り、ついに指定医１人と研修中の１人で那覇の５分の１近い人口の宮古を支える異常事態となった。常勤派遣こそないが琉大から月１

回ずつ週替わりで近藤毅教授と助教3人が、沖縄本島からは仲本医師が、週1回の外来応援にいらしたのが救いであった。10月に宮城県から飯井雅也医師が来るまで指定医1人の消耗戦が続いた。

2020年度は、岡山県精神科医療センターで研修中の高橋峻平医師が来て常勤4人を回復した。

2021年度は、飯井医師と高橋医師が本土に戻り、初めての岡山大学医局派遣の石川亮医師と5年ぶりの琉大からの常勤指定医の深水泰宏医師が赴任し、指定医3人体制を回復した。

2022年度は、次呂久医師が指定医を取得して精和病院に戻り、精和で研修中の安里大樹医師と琉大医局で研修中の大城早貴医師が赴任し、2016年度以来の5人常勤となった。

2023年度は、安里医師と大城医師が専門医と指定医を取得して沖縄本島に戻り、精和で研修中の光本健太郎医師と、初めて自治医科大学精神科医局から研修中の小尾誠治医師が来る予定である。

2022年現在の宮古

精神障害者の通院公費負担制度の利用者は、2022年度現在1000人を超えており、未利用者も合わせた外来受診者実数はその倍になる。1987年度の339人と比べれば文字通りけた違いである。年間の精神科外来受診の数は約9500で精神科救急とリエゾンを加えると1万人を超える。新患患者数を各年度ごとに見ると、1984年69人、1986年134人、2008年287人、2022年378人と増加中である。

入院件数は、2008年頃は毎年150件前後で精神科訪問医療の盛衰と反比例して110件前後まで緩やかに減った後、2022年133件と再び増加傾向にある。人口6万人に45床しかない精神病床（15：1看護）は、激しい周辺症状を示す認知症や統合失調症の患者で混み合い、うつ病者の静養はできない。退院促進や地域連携の鍵となるPSWは1人で、担当看護師制は頻繁な異動で機能しないため、平均在院日数80日以下を維持できていない点でフランスに後れをとっている。

宮古病院は、医療の困窮が自らにふりかかる宮古島市民による市立ではなく、県立である。しかし、沖縄本島で生活する県の上層部やその家族が離島の医療者不足を痛感する機会はなく、県に医療をまかせきっている市には県立病院内の医療者不足は見えない。働き盛りの指定医・指導医が病児・夜間の院内保育所がないことで入職や勤続を諦める等の実情は自治体組織の論理に阻まれ改善されておらず、宮古の精神医療は未だ発展途上にある。

4　八重山の精神科医療の歩みと課題

沖縄県立八重山病院精神科科長　片山靖

近年までは他書に詳しいため、本書では簡単に触れさせていただく。県外や沖縄本島と同様に八重山でも、1900年の「精神病者監護法」により警察に届けた上で、精神障害者の私宅監置が行われていた。法に定める監置室とはほど遠い、劣悪な状況が続いていた。1951年にアメリカ軍占領下の行政機関である八重山群島政府下に八重山保健所が発足し、1953年より精神障害者の管轄が警察から八重山保健所に移った。

県外では1950年に精神衛生法が施行されたが、八重山群島政府、それに続く琉球政府下では精神病者監護法による私宅監置が引き続き法的に認められ続けた。1960年に琉球精神衛生法が施行され、その後も私宅監置される患者が残ったが、沖縄本島の単科精神病院に入院する患者も出始めた。八重山に精神科医が初めて派遣されたのは1964年であり、1966年には精神障害者実態調査が行われた。

八重山病院精神科病棟

１９６７年に琉球政府立宮古病院に精神科病棟が50病床で開棟し、同年5月からは日本政府派遣の医師が配置された。私宅監置された慢性期患者を入院させることから始まり、1年後には多くの病床が占められた。八重山地域には宮古病院から精神科医の巡回診療が3～4週に1度の頻度で始まり、１９６９年には琉球政府立八重山病院に精神科外来が開設され、県外から派遣医が3～6カ月交代で来島し維持された。宮古病院に八重山枠が10床設けられたが、ほぼ常時満床であった。

沖縄県立精和病院から精神科医の派遣が始まったこともあり、１９７３年5月、八重山病院精神科病床が50床で開始された。数カ月ごとの派遣医師による治療では積極的な介入を行うことは困難であったが、ようやく１９７４年から常勤医師が1人赴任し、１９７６年には2人の常勤医師が勤務を開始した。１９９０年に3人体制となり、２００２年のデイケア設置に伴い現在の４人体制となっている。

１９７６年当初は必要に応じて施錠する半開放病棟形式で運営され、１９７８年には全開放病棟とされたが、その後も半開放病棟の期間を経て、２００４年ごろから実質閉鎖病棟として運営されていた。２０１８年の移転後は閉鎖病棟（届出病床38床、保護室４床）

として運営されている。

八重山病院は1949年に慈善病院として開設され、1950年に登野城に移転し、八重山総合病院となった。1960年に真栄里に移転して八重山病院となり、1980年に大川に移転、2018年10月に再度真栄里に移転し、現在の八重山病院の姿となっている。

神戸大学精神医学教室との関わり

1983年4月、安元兆医師が八重山保健所との兼務で赴任した。神戸大学出身のつながりで当時神戸大学精神科教授であった中井久夫氏に講演を依頼したことをきっかけに中井氏が厚生省短期派遣医師として八重山病院を訪れ、病棟カンファレンスを指導した。その際に那覇で沖縄県の病院関係者と面会し、八重山病院の歴史と精神科医不足の窮状を知るなり、現地から医局長に派遣の可能性を打診したことは、よく知られた逸話である。その結果1985年より神戸大学精神科からの医師派遣が始まり、以後2020年度に至るまでの長期間、八重山圏の精神科医療は、主として神戸大学精神医学教室によって担われることとなった。

私が神戸大学に在籍した2000年代前半では八重山病院派遣枠は教室員にとても人

気の赴任先であり、前任の退任を待つ医師が順番待ちをしている状態であった。しかし、2004年に始まった初期研修制度により精神医学教室による人事コントロールが困難となり、2018年に開始された新専門医制度により専門医取得につながらない診療科への専攻医の赴任が減少したこともあり、2021年度からは神戸大学精神医学教室からの赴任は途絶えている。

離島巡回診療

1973年の病棟開設の1年後には離島巡回診療が開始されている。少なくとも1985年には現在の隔月の巡回が与那国島、西表島、波照間島に対して行われている。以前は小浜島にも巡回を行っていたが、患者数減少により中止となっている。西表島巡回の際に要請があれば鳩間島、その他にも必要に応じて竹富島、黒島にも往診を行うなど、八重山病院こころ科により八重山圏全域、与那国島の精神科医療が担われている。現在は当日の朝に各島担当医師1人と看護師1人、時に精神保健福祉士も同行し、必要な医療機器やラップトップの電子カルテを準備し、離島桟橋あるいは新石垣島空港に向かう。巡回先の島では担当保健師と合流し、情報共有の上で各患者の自宅や診療所（西表島、波照間島は八重山病院附属診療所、与那国島は与那国町診療所）で診療を行う。必要に応じて診療所医師とも情報の共有を行う。多くの患者の病状は安定しており、生活も親族や地域に支えられて安定しており、診察の際には簡単に日常生活の様子を聞くことが多かった。

現在の八重山の精神科医療

かつての八重山病院の精神科病棟は、主たる入院患者群が入退院を繰り返す統合失調症慢性期の患者であり、作業療法プログラムはヤギのための草刈り、年に1度は病棟スタッフ総出で全患者を連れて島内でキャンプを行うような牧歌的な雰囲気で運営されていた。もちろん、島内では処遇困難な患者や、特別なプログラム（アルコール依存症に対するARPなど）が必要な患者など、沖縄本島の医療機関の協力が得られるからこそ保たれていた雰囲気ではあったのだと考える。全国的な統合失調症の〝軽症化〟や精神科病棟に求められる機能の社会的な変化から、近年では神経症圏、発達障害圏、トラウマ関連疾患、児童思春期症例、認知症患者など入院患者群の多様性は増し、より精神科医療としての専門性を持ち、構造化された病棟運営が求められるようになり、以前のような牧歌的な雰囲気での運営は困難となっていると感じる。

全国の10万人あたりの精神科病床数２８０床で稼働率が90％以上であるのに対して、八重山医療圏は人口５万人以上で、八重山病院の病床数定数38床、さらに稼働率50％程度で維持されているのは、地域社会が患者を個人として理解し、包摂しているからであると考えられる。訪問看護ステーション、就労支援施設などは比較的恵まれた容量を持ち、グループホーム、老人施設・介護施設なども、常に不足はしているものの、ある程度受け入れていただける環境にある。必ずしも地域社会や親族から手厚いケアを受けられているケースばかりではないが、排除され切ることもなく、困難を抱えながらも、外来通院しながらその人なりの生活を継続しているケースが多いように思われる。

外来通院患者は、島内唯一の精神科クリニックの経験豊かな精神科医が多くの患者を引き受けていることもあり、医師定数が満たされれば1日あたりの患者数は多くない。患者層は気分障害圏、精神病圏を中心に幅広く、近年は認知症、アルコール関連疾患の患者の増加が見られる。

全科合同の医局で、医局員も数年単位での入れ替わりが多いこともあり風通しがよく、他科との連携のハードルは比較的低いものと思われる。精神科へのコンサルテーション依頼は認知症患者と入院中のせん妄患者が大半を占め、時にアルコール関連疾患や、自殺企図後の入院患者の継続診察依頼、妊産婦の周産期の精神症状、小児科からの発達障害者の薬物療法依頼など、こちらも幅広い患者層への対応を求められる。身体科への診療依頼も垣根なく受け入れていただき、治療に対する大きな安心感となっている。

八重山圏域の他の医療機関との連携も、お互いに限られた医療資源であることを意識しており、スムーズな関係を結ぶことができていると思われる。

現在の課題として

前記のように八重山病院こころ科も人材の確保に苦慮している。また、医師が数年単位で離任するため、アルコール関連疾患や児童青年期患者、トラウマ関連疾患など十分に対応されていない患者群に対して、人員不足も相まって、新規にアプローチすることの困難が生じている。私自身がトラウマ関連疾患と児童精神医学に関心があったことから、地域の福祉行政担当者から相談を受けることが増え、石垣島内でＤＶ被害や性暴力、児童虐待などのサバイバーに対する専門治療はほとんど提供されてこなかったこと、そもそもそれが被害であるという認識すら希薄なまま置かれていたことをうかがい知ることができた。医師だけではなく心理士、ＰＳＷ（精神保健福祉士）などの専門職の配置もようやく１人ずつ定数がつき、増加しつつある段階であり、従来の患者群を超えて医療を提供できる段階には至っていない。

最後に、県外の繁華な土地から数年間とはいえ、八重山圏の精神医療に関わらせていただく間に感じたことを述べさせていただく。転入した当初は戸惑いを覚えた他の医師や他職種の、患者を姓ではなく名で呼ぶことも多く、親しみを込めてというより馴れ馴れしい距離が、ただ医療者と患者ではなく、同じ狭い地域社会を共有する隣人としての距離であることに気づいてからは、その（一時的な）一員として治療関係に受け入れていただくことができたように思う。店舗ではこちらが客として、海や山、地域のイベントでは同じ訪問者として、子どもたちの通う学校では保護者同士として、同じ地域社会で治療外の関係が複層的に存在する中での治療関係が、〝患う者〟ではなく、〝患いを持った〟その人として関わる視点を涵養してくれたと感じている。

勤務場所から離れても車で10分程度、私自身は徒歩圏内という恵まれた職住近接で、オフの時間は仕事前後でも海に潜り、休日は美しい海、山、空を楽しみ、カンムリワシ、アカショウビンを見つけて大喜びし、ヤエヤマヒメボタルの乱舞、水面を埋めるサガリバナ、自然豊かな日本最南端と最西端の有人島など、観光で訪れては触れきれなかったほどの自然、文化を楽しめたことは、人生観を変えるといっても大袈裟ではない、貴重な時間となった。一時的とはいえ石垣島に転居し、八重山圏の精神医療に携わらせていただいた経験は、自身の人生観と治療観にかけがえのない影響をもたらしてくれたものであると、内地に戻った今は、ことさら強く感じている。

5 沖縄県立南部医療センター・こども医療センター精神科の歩みと展望

沖縄県立南部医療センター・こども医療センター精神科科長　川田聡

沖縄県立南部医療センター・こども医療センターは、全国でも数少ないこども病院を併設した総合医療センターとして位置づけられている。全病床数は434床（精神病床5床）で、救命救急センター、総合周産期母子医療センターを併設した急性期病院である。2006年4月、当時の県立那覇病院と南部病院が統合・整備され、高度・多機能を目指す病院として開院した。

開院に先立ち、県内では精神・身体合併症に対応できる病床が少ないことから、特に重症の精神・身体合併症患者への対策が急務となっていた。県内の精神科関係17団体からなる沖縄県精神保健医療福祉連絡協議会は、県民3万5千余の署名を添えて沖縄県に精神・身体合併症病棟設置の要望を行い、その結果、開院と同時に精神科も開設され、常勤の精神科医師も配属された。しかし、その後も紆余曲折があり、精神病床は開院1年後の2007年4月から5床で運用開始となっている。2023年4月現在、常勤の精神科医師2人（いずれも精神保健指定医）、公認心理師1人による診療体制となっており、ローテートする初期研修医を指導しながら診療に当たっている。精神科の業務は身体合併症入院治療を中心としており、外来業務は原則として行っていない。また、院内には児童精神科の外来診療を行う小児神経科医師が1人おり、必要に応じて連携している。

精神・身体合併症病棟は、医療法上の精神病床5床からなる閉鎖病棟である。病室は全個室で酸素配管されており、隔離室が2室ある。看護師は3交代で15人が配属されており、夜間は2人勤務である。看護基準は精神病棟入院基本料10：1で、DPC（診断分類点数表）の対象外病棟である。合併症病棟の主目的は急性期の身体治療においており、対象患者は身体的にも精神的にも重症で、多くの場合は身体疾患が急性期にある。例外的に修正型電気けいれん療法など精神科治療目的で入院となることがあるが、原則として診療は身体科医師が主治医となり、病棟管理を精神科医師が行うことが、運営上の大きな特徴である。すなわち、入院に際しては、まず身体的な入院基準に基づいて身体科医師が入院決定し、次に精神科医師が精神状態を評価して精神保健福祉法上の入院形態を決定するという2段階の過程を経ている。

入院経路は、精神科入院機関から当院救命救急センターに搬送される例が一般的だが、精神科通院中、あるいは精神科医療機関のかかりつけがないケースが直接、当院を受診することも多い。入院中は、精神科医師が行動制限を含めたマネジメントを行い、主治医の身体科医師と情報共有、意見交換を密に行いながら診療している。精神科治療の内容は、紹介元医療機関がある場合はその治療を踏襲して行うが、身体合併症の状態も考慮しながら、精神症状の急激な変化などへの危機介入も含めて薬物調整や行動制限などを行っており、どのような精神症状にも対応することを基本方針としている。退院に際しては通常身体科医師の判断が優先され、退院後の精神科治療は他の医療機関に委ねることになる。精神科医療機関から紹介された場合は、元の施設に戻っていただくことを原則としている。5床の精神病棟以外でも精神・身体合併症治療を行っている。

認知症や統合失調症の残遺状態、いわゆる心因性の病態など、精神症状が比較的軽症で精神病棟での療養を必ずしも要さない場合は、内科や外科、産婦人科や小児科などの一般病棟で、精神科リエゾン・コンサルテーション活動として主科と共観して診療を行っている。さらに、精神科リエゾンチーム活動も展開しており、一般病棟において看護師・公認心理師・精神保健福祉士・作業療法士などの多職種チームで関わり、主治医や担当病棟スタッフと連携して診療を行っている。一般病棟のリエゾン・コンサルテーション新患数は、年間300〜400件程度である。

精神・身体合併症治療以外に取り組んでいることとして、緩和ケアチーム活動や災害派遣精神医療チーム・ＤＰＡＴ（Disaster Psychiatric Assistance Team）活動がある。緩和ケアチームではチームの立ち上げと維持に積極的に関わり、他のチームメンバーと協働しながら、がんや慢性心不全などで入院中の患者や家族の、精神症状緩和や精神医学的側面からの支援を行っている。ＤＰＡＴ活動では、災害拠点病院の精神科として、院内のＤＭＡＴ（Disaster Medical Assistance Team: 災害派遣医療チーム）や院外のＤＰＡＴと連携を図りながら活動しており、２０１６年４月の熊本地震に際しては現地支援を行った。他にも、院内各種委員会において、倫理的側面や権利擁護の観点から視点や意見を提示するなど、院内風土の醸成や方針決定に寄与するように努めている。

２０２０年４月以降の、いわゆる新型コロナウイルス感染症（ＣＯＶＩＤ―19）の流行に際しては、精神・身体合併症治療に主な目的をおいた公的総合病院精神科として、当院は多くの役割が求められた。５床の精神・身体合併症病棟は従来通りの合併症診療の役割を維持しながら、一般病棟である感染症病棟で精神疾患合併感染者の対応を行う必要があった。感染症対応で多くの負担を強いられた病院職員に対して、「職員サポートチーム」を組織して支援を行った。沖縄県のコロナ対策本部にＤＰＡＴ及び精神科リエゾンとして人員を派遣し、クラスター病院の支援や精神科的問題を抱える感染者の対応などを行った。

以上、当院精神科は精神・身体合併症治療を主な目的に診療を行っているが、他にも多くの役割が期待されている。身体疾患患者に生じた精神医学的問題（せん妄、抑うつ状態など）のマネジメントや意思決定支援、救急医療現場における精神医学的な関わり、自殺対策、周産期医療、小児医療、高齢者医療、緩和医療、臓器不全・移植医療、臨床倫理コンサルテーション、災害医療、摂食障害診療、依存症診療、てんかん診療、電気けいれん療法、クロザピン治療、医学教育など、さまざまな視点で多岐にわたる項目を挙げることができる。限られた医療資源の中で、これら全てに対応することには多くの困難を伴うが、課題や優先順位を明らかにして臨機応変に対応していくことが重要であると考えられる。

今後の展望として、現在県立南部医療センター・こども医療センターと県立精和病院の間で機能の整理・再編が議論されている。精神・身体合併症診療を中心に実践してきた経験をもとに、さまざまな診療科や多職種の協力や連携が得やすい総合病院の特長を存分に活かして、時代や状況に応じて変化するニーズを見据えながら、新たに求められる役割、機能を担っていくことが特に重要であると考える。

6　沖縄の精神医療における琉球大学病院の役割の歩みと展望

琉球大学医学部付属病院精神科神経科科長　近藤毅

歴史的経緯

大学病院における精神医療は、沖縄返還の年である1972年の保健学部附属病院の時代より始まったが、1984年の西原町への新築移転後の翌年に医学部附属病院5階東病棟（40床）において本格的な精神科入院治療が進められるようになった。外来診療においては2000年に「精神疾患を有する患者のための妊娠・出産育児支援外来」、2004年に「児童思春期外来」、2016年に「認知症専門外来」（基幹型認知症疾患医療センター）、2020年に「睡眠専門外来」などの専門外来を開設してきており、前者は現在では「リエゾン精神医療外来」へと発展的な統合を遂げている。なお、現在の琉球大学病院は40年を経て老朽化が進み、2025年には新病院として宜野湾市西普天間への移転が予定されている。

1985年に琉球大学医学部に精神神経科学講座（小椋力初代教授）が開講し、医学部学生に対して精神医学の教育が行われる体制が出来上がり、1987年の琉球大学医学研究科の開設により精神医学の研究を行う基盤が整備され、本学からは多くの精神科臨床医および精神医学関連の研究者が輩出されている。なお、２００３年には講座の再編成により当講座は精神病態医学講座に名称を変更し、２００４年には琉球大学は国立大学から国立大学法人となり、２０１０年から大学院研究科として講座化されて現在に至っている。

医学教育の変遷と精神科医育成の現況

精神医学の教育が行われる体制が構築された一方、近年の医学教育のグローバル化に対応すべく、２０１５年に日本医学教育評価機構が設立され、２０１７年には世界医学教育連盟の認証を受けた。本学は２０１８年に日本医学教育評価機構による医学教育分野別評価基準に適合するとの認証を受けている。

改定された医学教育プログラムでは、臨床実習の期間は従来の1年から1・5年に大幅に延長され、診療参加型臨床実習（クリニカルクラークシップ）が導入された。当講座では、新たに必須カリキュラムとして設けられた「行動科学」の整備に全面的に協力するとともに、国際基準で求められる「卒業生が身に付けておくべき基準（コンピテンス）」の達成に向けて、「コミュニケーション能力」や「医療の実践」の中のＮＢＭ（Narrative-Based

Medicine）に基づいた医療の教育に貢献している。

また、初期および専門研修を含む卒後臨床教育にも抜本的な改革が加わった。２００４年より導入された新医師臨床研修制度では、基本的な診療能力の修得のため、医師免許取得後の2年間の初期臨床研修が義務付けられ、単一診療科へのストレート入局制度は廃止された。このため、初期臨床研修が都市部の前線医療機関に集中することで、人材流出による地域格差の拡大や地方大学病院への人材還流の減少も課題として浮かび上がった。

さらに、２０１８年度からは日本専門医機構による新専門医制度が始まり、各領域の学会間で異なる専門医の認定基準の統一化が図られた。日本精神神経学会では3年間を専門医取得のための研修期間とし、全国には基幹病院と連携施設から成る多くの専門医研修プログラムが作られ、沖縄県にも琉球大学病院連携施設精神科専門医研修プログラムを含めた　四つの独立研修群が生まれた。

琉球大学病院を中心とした研修群は、２０１８年度以降は毎年3～5人の専攻医を受け入れ、県内における安定した専門医の輩出に努めている。また、２０２１年度より県立宮古病院を新たに専門医研修プログラムの連携施設に加え、離島医療の後方支援を図るとともに、専門医研修を修了し、精神科専門医や精神保健指定医を取得した4～8年目までの若手精神科医から構成される「地域医療推進委員会」を独自に設置している。本委員会は、委員である医師達が後期研修の機会均等を相互に保証し合い、さらに、医療の地域格差を俯瞰しての能動的な研修先の選択を図ることを旨としており、本委員会からは複数の医師が離島医療への貢献を果たしている。

臨床活動—これまでの展開とこれからの展望

琉球大学病院精神科神経科は、島嶼県の沖縄における自立した医療圏の最後の砦として、積極的に診断困難例や治療抵抗例の紹介を受けている。具体的には、各種心理検査（病前気質、発達特性、混合病像）に加えて環境要因（対人葛藤、家庭・社会状況）の交絡を吟味し、神経画像や近赤外スペクトロスコピーなどの脳構造・機能学的診断検査と併せて診断・治療の再考を行い、後方病院への逆紹介を図る役割を担っている。今後も、治療抵抗性気分障害や治療抵抗性統合失調症への高度医療の提供という形で、地域の要請に応えていく予定である。

また、出生率全国一を誇る沖縄県における小児精神医療の需要に応えるため、２００４年より児童思春期専門外来を開設し、児童期の神経発達症やそれに伴う不適応および併存精神疾患に対応してきた。特に、思春期の摂食障害に関しては、沖縄県内で積極的に入院治療を引き受ける治療センター的な役割を果たしており、今後も入院治療を含めて摂食障害への包括・集約的な治療（身体管理、個人・集団精神療法、家族療法）に取り組んでいきたい。

一方、高齢化社会の進む状況下で、2016年に沖縄県の事業として、基幹型認知症疾患医療センターが琉球大学病院に置かれ、精神科神経科、神経内科、脳神経外科との協働により、各種認知症疾患の相談や高度鑑別診断（脳波、CT、MRI、心筋シンチグラフィー、DATスキャン、SPECT）および治療対応（行動心理症状や身体合併症の管理）に備えている。今後はアルツハイマー型認知症の発症や進行を抑止する疾患修飾薬の登場に備えて、予防医療に関わる対象者の精緻なスクリーニング能力を高め、地域医療機関との連携を効率化し、倫理的配慮を備えた説明能力や相談体制を構築していくことが、基幹型センターに求められる役割となろう。

さらに、2020年からは睡眠専門外来が開設され、複数の睡眠専門医が配置されると同時に多様な睡眠関連障害の精査を可能とするポリソムノグラフィー（PSG）検査が精神科病棟内に整備された。特にレム期の睡眠行動異常はレビー小体型認知症の示唆的特徴として診断的価値を有するため、今後、認知症の精緻な鑑別診断に力を発揮することが期待される。慢性の睡眠障害は代謝障害など種々の身体的健康にも大きな影響を与える可能性があり、睡眠時無呼吸も生命予後と関連して呼吸器・循環器科との密接な連携が望まれる疾患である。ＰＳＧ検査の本格導入が今後の他科との融合領域における診療連携の強化の起爆剤となることも期待したい。

研究および学会活動

沖縄県では当講座による国際学会や全国学会も数多く開催されているが、紙面の都合上、本章では２０００年度以降の学会開催状況に当時の研究活動と連動して焦点を当てる。

２００１年に第５回の日本精神保健・予防学会と合同で、第１回の日本国際精神障害予防会議が沖縄で開催され、「精神疾患の早期発見・介入・治療」に関わる国内外の最新知見を集積しての活発な討議が行われた。

東日本大震災のあった２０１１年には、第35回日本自殺予防学会が開催され、「メディカルモデルの効用と今後の展望」を大会テーマとし、「自殺の背景にある格差の再考」「セーフティーネット構築への展望」「メディカルモデル対策の現実」「新しいコミュニティーモデルを目指して」など、多面的で包括的な自殺予防対策を意識したシンポジウムが行われ、震災特別講演として「東日本大震災被災者の現在の心理状況と今後の対応」も企画された。

２０１２年には「生きた診断学の構築を目指して」をテーマに第32回日本精神科診断学会が開催され、その後の当講座の臨床研究の継続的主題となった「成人発達障害」や「抑うつ性混合状態」に関する診断学をシンポジウム企画として取り上げた。

２０１３年には、「効率性と有用性の両立を目指した薬物療法―寛解と回復に向けて―」を主題として、第23回日本臨床精神神経薬理学会／日本神経精神薬理学会合同年会が開催され、当講座の臨床薬理研究グループからも新規抗精神病薬や気分安定薬の薬物動態・薬理遺伝学的研究の成果を報告した。

２０１７年には、第21回日本精神保健・予防学会が沖縄で16年ぶりに開催され、小椋力名誉教授より沖縄県の精神保健の歴史を総括した特別講演「沖縄県における精神保健・医療の歩み―予防医学の視点から―」が披露された。

２０１９年には「広げよう児童精神科医療の輪」を主題として第60回日本児童青年精神医学会が開催され、近藤毅が会長講演で「初診時に精神病症状を呈する20歳未満の患者の特徴」を発表するとともに、児童精神医療の次世代継承に向けたシンポジウム「児童精神科領域における地域完結型の人材育成に向けて」が行われた。

地域貢献と社会的役割

琉球大学精神病態医学講座では、2005〜2006年度において、「自殺対策のための戦略研究」における関連重点課題として、「地域特性に応じた自殺予防地域介入研究—沖縄県都市部での対策」を分担研究で担当した。これらは、島嶼地域の自殺対策のメディカルモデルの一次予防として、一般住民を対象とするうつ病・自殺の偏見是正に向けた啓発講演や、かかりつけ医を対象としたうつ病プライマリーケアの教育研修など、実践活動を並行しながらのアウトカムリサーチの形式で行われ、主として日本自殺予防学会において成果報告を行ったほか、集大成として2016年の第7回国際自殺予防学会アジア・太平洋地域大会におけるシンポジウム「Suicide prevention in islands」に結実した。また、自殺予防には地域に特化した施策を要するためで、沖縄県自殺対策連絡協議会への委員派遣も行っている。

学校保健の分野では、2004〜2009年度において文部科学省委託事業である「学校・地域保健連携推進事業」として、沖縄県における学校派遣および電話相談事業に委員派遣を行う形で協力に応じた。一方、近年の学校保健においては、在籍学童の中に少なからず存在する神経発達症に焦点が当てられるようになり、2004年の発達障害支援法の制定および2007年の改正学校教育法に謳われた特別推進教育の推進の流れにおいて、学校保健の中で教員らが感受性を持って神経発達症児の特性を見出し、個別に計画された指導計画を作成し、必要に応じた関連機関との連携を強化することが推奨されている。このため、財団法人明治安田心の健康財団により、2009年に「特別支援教育の〝今〟を考える―沖縄県の子どものこころの育ちを支えるために―」、2012年に「発達障害の理解と支援―適切な見たてと支援―」、2016年に「自閉スペクトラム症の理解と支援―事例を通して考える―」の3回の沖縄講座を開催し、教育・医療関係者向けの啓発講演を提供した。また、2017年度からは、沖縄県いじめ防止対策審議会にも委員を派遣し、学校保健分野への側面支援を行っている。

参考文献

国立大学法人琉球大学医学部・医学部概要・沿革（http://www.med.u-ryukyu.ac.jp/category/faculty/history）
小椋力『沖縄の精神医療』中山書店（2015年）
小椋力「シリーズ・日本精神医学新風土記（26）」沖縄県、『臨床精神医学38』481―487頁（2009

年）
近藤毅「沖縄の精神保健における琉球大学の役割・沖縄における精神保健福祉の歩み」（編集北村毅）、沖縄県精神保健福祉協会（２０１４年）

7　沖縄県の精神科医療の変遷と現状

沖縄県精神科病院協会会長　小渡敬

我が国は少子高齢社会となり、国の医療施策は地域医療構想を策定し、地域包括ケアシステムを推進しながら病床を機能分化し病床の削減を進めている。精神医療の分野においても精神科に対応した地域包括ケアシステムの推進を図り一般科と同様に精神科病床の削減を図りつつある。

このような状況で県内の精神科医療の変化について精神科病院を中心に２０１４年から２０２１年までの状況について述べる。

県内精神科医療施設

本県における２０２１年６月30日時点の精神科病床を有する医療施設数は25施設で病床数は５２８９床（人口万対比36・２床）である。そのうち、公的な医療施設は６施設７０４床で民間医療施設は19施設４５８５床である。民間の病床が86・７%を占めている。全国の病床数は32万３５０２床で人口万対比では25・７床であり本県の精神科病床は全国よりも多い状態にある。２次医療圏別に見ると本島は各医療圏とも人口万対33・３床〜40・７床であるのに対して、宮古・八重山圏域の離島は9・2床〜7・0床である。また、精神科病床を有しない精神科・心療内科医療施設は１１２施設（県把握数）である。２次医療圏別の病床を有しない精神科医療施設（精神科クリニック等）においても離島地域では少ない傾向にある。

精神科病床を有する医療機関における指定医数の推移（２０１４〜２０２１年）をみると、２０１４年は１８９人で、２０１６年は１９３人と一時増えたがその後は減少し、２０２１年には１４５人であった。医療圏別でも、ほぼ同様に減少している。病院に勤務する指定医は約8年間で44人減少しており、これは多くの指定医がクリニックを開業したためであると思われる。

精神科病床数の年次推移

県内病床数及び全国の病床数の年次別推移をみると、本県では２０１４年が５４１２床で２０１７年に一時病床は増えたが、その後は減少し２０２１年には５２８９床となった。この間の病床の減少は１２３床で全体の2・３％であった。これに対して全国をみると２０１４年が33万８１７４床で病床は県内同様徐々に減少し２０２１年は32万３５０２床でこの間に1万４６７２床の減少で全体の４・３％である。全国は本県より約２倍の割合で減少している。

精神科病院・診療所の受診状況及び病床利用率の年次推移

入院患者数は２０１４年が４９６５人であったが年々減少し、２０２１年には４６０２人で３６３人減少している。病床利用率は、２０１４年が91・７％で、２０２１年は87・０％で年々低下している。入院患者数の減少は病床数の減少に加え、病床利用率の低下によるものと思われる。一方通院数をみると２０１４年は４万２３１２人で、２０１７年は一時減少したがその後増加し続け２０２１年は5万１３７２人で、通院は９０６０人増加している。総数でも5万５９７４人であり８６９７人増えている。このことから入院患者数は減少したが、通院患者数が増加したといえる。全国的にも本県同様、精神疾患を有する患者数は増加傾向にあり２０２０年には約６１０万人となった。２０１３年には精神疾患は国民病の一つに指定された（5疾病5事業時代）。

入院形態別患者の年次推移

入院形態別患者数を２０１５年から２０２１年までの推移について医療保護入院と任意入院の割合で比較すると、医療保護入院は２０１５年は42・７％を占めていたが、２０２１年は47・３％まで増加した。一方任意入院は２０１５年は56・１％であったが、２０２１年は51・３％まで減少しており、医療保護入院が増える傾向が認められた。措置入院患者の推移は年によって変動があり、少ない年は21人で、多い年は35人であり平均すると27・４人であった。

年齢階級別・在院期間別の入院患者数

年齢階級別の入院患者数の変化を比較すると、２０１４年は65歳未満は54・６％で65歳以上が45・４％である。２０２１年は65歳未満が40・９％で65歳以上が59・１％である。年齢階級別では高齢の入院患者の割合が徐々に増加している。

在院期間別の在院患者数を２０１４年から２０２１年までの推移をみると、５年以上の在院患者は２０１４年は１４９０人で、２０２１年は１０７８人であり、４１２人の減少を認める。その他の在院期間別では大きな変化は認めなかった。このことから、精神科病院では5年以上の長期在院者の減少傾向が顕著であることがうかがわれた。

平均在院日数の推移

本県の精神科病床の平均在院日数は、2015年は260・7日で全国は274・7日である。その後は概ね減少し、2021年では本県は240・3日で全国は275・1日であった。在院日数は全国に比べて平均して約25日程度本県が短い。今後も在院日数は減少することが予測される。

入院患者の疾病別内訳と推移

入院患者の疾病別内訳を2015年でみると、統合失調症、統合失調症型障害及び妄想性障害が最も多くを占め63・7%である。次に多いのはアルツハイマー型認知症、血管性認知症、その他の器質性精神障害である。この3疾患で22・7%を占めている。次が気分障害で5・3%である。アルコール使用による精神及び行動の障害が4・2%で、神経症性障害が1・0%、その他の疾患は1・0%以下である。この疾患別内訳を2021年でみると、最も多いのは同様に統合失調症等で52・9%である。次は認知症関連疾患で30・0%

である。気分障害は5・0％でアルコール関連は5・3％、神経症性障害は1・4％で、その他は1・0％以下である。2015年から7年間で入院患者の疾病内訳は大きく変わりつつあり、2021年でも統合失調症が大部分を占めているが10・8％減少している。それに対して、認知症関連疾患は22・7％から30・0％となり7・3％増加している。気分障害は大きな変化がなく若干減少（0・3％）していた。アルコール関連疾患は4・2％から5・3％で若干増えていた。

以上から、入院患者の疾病構造は変化していることが窺われる。特に統合失調症の入院患者は大きく減少している。認知症関連疾患の入院患者が増えたのは、高齢者の増加によるものと思われる。気分障害や神経症性障害、ストレス関連疾患は増加していると考えられるが、入院患者数では変化を認めないことから、入院に至るほどの重症患者は増えていないことが考えられる。

おわりに

本県の精神科医療施設の状況について2014年から2021年までの8年間の変遷について述べた。以上をまとめると、県内精神科医療の状況は①精神科病院数に変化はない。

②病床数と入院患者数は減少しているが、精神科受診者数（外来患者）は増加している。③平均在院日数と病床利用率は年々低下している。④5年以上の長期在院者が減少している。⑤在院患者は高齢化しつつある。⑥病院勤務の指定医は減少している。一方、指定医はクリニックを開業している。⑦入院形態は医療保護入院が増加傾向にある。措置入院は大きな変化は認めず平均して27人前後である。⑧疾患別では、統合失調症が減少し、認知症関連疾患が増加している。うつ病や神経症圏では大きな変化は認めない。

最後になったが、本協会は本県の精神医療、保健、福祉に多大な貢献をもたらしたことを付記したい。

参考文献
「沖縄県における精神保健福祉の現状（平成26年～令和3年）」沖縄県保健医療部地域保健課
「医療施設（動態）調査・病院報告の概況（平成26年～令和3年）」厚生労働省

８　沖縄県の精神科診療所の歩みと現状、未来に向けての課題

沖縄県精神科診療所協会会長　山本和儀

沖縄県における精神科医療と精神科診療所の歴史

日本最初の公立精神病院が１８７５年に開設され、精神科診療所が昭和の初期、１９２０年代には東京、大阪、名古屋などの大都市において開設されたのと比べて、沖縄県の精神科医療や診療所の歴史は浅く、遅れを取ってきた。第２次世界大戦後の１９４６年に宜野座病院精神科病棟が設置され、ようやく沖縄県においても近代的精神医療が提供されるようになった。その後、琉球民政府立沖縄精神病院が開設され、１９５１年に医師の自由開業が許可されると、島医院を始めに、次々と民間の有床の精神科医院や病院が開設され、１９８８年まで続いた。

無床の診療所としては１９５８年に那覇市に開設された中央神経科医院が嚆矢であるが、１年後には移転して天久台精神科医院（現・天久台病院）となったため、独立型の通院専門の精神科診療所としては、１９７７年に本島中部の西原村（現・西原町）に開設された城間内科神経科医院（現・城間医院）が最初である。この年は診療報酬改定において、

精神科の診療項目、保険点数ともに大幅に拡大し、一気に40点から200点に引き上げられた年に当たるが、経営的には厳しく無医村であったこともあり、診れるものは何でも診て精神科の患者は内科や小児科受診患者に混ざって3割程度であったという。その後、精神科夜間クリニックや精神科病院のサテライトクリニックなどが開設されたものの、長らく精神科診療所の開設の動きは少なかった。ようやく、1994年頃から診療所の開設が急速に増えている。

沖縄県の精神科診療所の現状と課題

精神科診療所の増加と地域偏在

沖縄県の精神科医療、精神科診療所の歴史は浅いものの、急速に発展している。沖縄県保健医療部の統計(1)によれば、2021年現在、全人口約146万人の沖縄県に精神科病院及び入院施設が25カ所、病院等併設の外来精神科5カ所、独立型の精神科診療所が68カ所あり、精神病床数5289、人口万対病床数は36・2、人口万対精神科診療所数は人口万対0・47に達している。すなわち平均すると2万人規模の都市には、概ね一カ所の精神科診療所が存在することになる。精神科診療所の全受診患者数が1998年には4906人で、精神科病院の全受診患者数1万4590人の33・6%に過ぎなかったが、2012年頃から逆転し、2016年には診療所の患者数が2万2773人と精神科病院通院患者数2万130人を超えるに至った。このように精神科診療所は、住民に身近な所で受診の敷居を下げ、精神科病院以上に多くの通院患者を診療し、外来医療の主要な役割を果たせるようになっているものの、地域の偏在は大きな課題である。

中核都市の那覇市とその他、北部、中部、南部、宮古、八重山の五つの障害福祉圏域別に精神科医療施設当たりの人口を比較した。那覇市に突出して精神科医療施設や精神科診療所が集中しており、精神科医療機関1カ所当りで人口8974人、診療所一カ所当り1万470人をカバーしている。しかし、中・南部圏域では診療所1カ所あたり3万人程度、北部や宮古・八重山圏域では、診療所1カ所あたり5万人以上の人口をカバーしており、診療所の普及は今なお十分でない。県内41市町村のうち、離島町村を含む23の市町村(人口の13・0%)は精神科の無医地区となっており、近隣地区の精神科医療機関への受診や一般科医師による精神疾患の診療に頼っているため、精神科診療所の新たな開設が期待されていると思われる。しかし、最近は新規開業が年間2~3軒ほどのペースで続いているものの、精神科専門医不在での精神科の標榜、精神科病院のサテライトクリニックの統廃合、診療所開設者の高齢化や傷病・死去等に伴う閉院や継承・経営を巡るトラブル等も見られ、一定の質が担保された診療所の安定した存続が課題である。

軽度または中等度の精神疾患への対応と診療所の専門分化

多くの精神科診療所は、軽度または中等度の精神疾患の治療に当たっている。近隣住民のかかりつけ医として、適応障害レベルの身近な精神不調の治療に、大いに成果を上げている。マスコミなどの活発な啓発もあり、うつ病等の気分障害圏の患者の多くが精神科診療所を受診している。

診療所数の増加に加え、専門分化も進んでいると考えられる。児童精神科専門クリニックが4カ所、DVの被害者等女性のメンタルヘルスを積極的に支援しているウイメンズクリニック3カ所、認知症の診療に特化している診療所3カ所、産業精神保健を専門とする診療所[2]、外国人の診療にも取り組む診療所も見られる。診療所開設後も研究活動を続けて学術誌に発表したり[3]、沖縄エッセイスト・クラブの事務局長として、文芸活動に積極的に関わっている診療所もある[4]。

なお、診療所で性同一性障害の診療に積極的に取り組み、専門的医療の必要性を明らかにした結果、２０１４年に沖縄県立中部病院にジェンダーセンターが設置され、性別適合手術が出来る体制が整った。[5] 性同一性障害（性別違和／性別不合）の治療が地方都市ながら沖縄県内で完了できるようになり、２０１８年度からは保険適応も実現したことを、特筆しておきたい。

ところで、不安症や児童思春期疾患・発達障害については、病院勤務医として診断と治療について十分な経験を積まないまま開業し、短時間の診察の中で漫然と抗不安薬投与を続けるに止まっている精神科医療機関もあり、認知行動療法的アプローチや公認心理師によるカウンセリングの併用、集団精神療法によって不安症や強迫症、依存症等の治療に積極的に取り組んでいる診療所は少なく、リワークを提供している診療所も３カ所にとどまるなど、これから精神科の診療所に期待されている役割や課題は多い。

中等度または重度の精神疾患、福祉施設や精神科病院との連携・精神科救急

精神保健医療福祉の改革ビジョン[6]「入院医療中心から地域生活中心へ」の基本的方策に示されるまでもなく、精神科病院よりも、小規模の精神科診療所が好まれる傾向がある。しかし、入退院を繰り返す慢性統合失調症患者の治療と入院防止、社会的支援に積極的に取り組む診療所や多機能化してデイケアや就労支援施設、訪問看護ステーション等を併設している診療所は極めて少ない。その一方で、精神障害者を対象とした福祉的サービスは沖縄県内でも近年、急速に発展し、指定特定相談支援事業所が232カ所、指定一般相談支援事業所37カ所、そしてグループホーム193カ所が掲載されているが、多くは社会福祉法人や精神科病院の母体である医療法人、特定非営利活動法人、家族会、株式会社や有限会社等によって運営されている。

受診中断者や未受診者への訪問診療・看護に積極的に取り組んでいるサテライトクリニックもあったが、診療報酬改定後に閉鎖となった。しかし最近、訪問診療を提供する精神科診療所が開設されており、時代の要請にそった、新しい動きとして注目に値する。

なお、68カ所の精神科診療所のうち、6カ所（8・8％）は精神科病院のサテライトクリニックであり、病院との連携は比較的容易と考えられるが、大多数の精神科診療所は、個人開業医として、後ろ盾もなく孤軍奮闘しているため、統合失調症や双極性障害、うつ病、アルコール依存症、パーソナリティ障害などの症状増悪による、興奮状態や自傷行為、大量服薬、希死念慮、自殺企図などにより入院医療が必要な場合に苦労している。

沖縄県では精神科救急医療体制が1998年に発足し、休日、平日夜間を沖縄本島の北圏域、南圏域の輪番病院及び、離島の県立宮古病院、県立八重山病院で圏域ごとに対応する仕組みが整い一定の役割を果たしている。２０２２年度の受診総数４９９件のうち、入院に至った患者の38・2％、救急外来受診した患者の39・５％を精神科診療所の患者が占めていた。かかりつけ医のいる患者はかかりつけ医が対応することを基本にしており、精神科救急情報センターを介しながら診療所と精神科病院の連携による適切な医療と保護の確保が期待されているが、精神科診療所の場合、夜間や休日の対応は厳しい。精神科医療施設の場合、スーパー救急病棟を併設した病院でも、24時間３６５日の対応を想定していない。沖縄県立精和病院が南部医療センターへ移転・統合されるにあたり、将来的には24時間稼働する北米型の総合病院の救急室に連動しながら、休日や平日夜間に限定されない24時間３６５日、精神科救急医療を提供することが期待されるところである。

新しい保健医療計画とクリニックの機能分化、地域責任性と連携

国の医療供給体制の確保に関する基本方針の中で、２０１２年には精神疾患が5疾病として加えられ、２０１８年3月に沖縄県保健医療計画（第7次）が策定され、精神疾患対策も進められている。精神障害者が地域の一員として安心して自分らしい暮らしをするこ

とができるよう、「精神障害にも対応した地域包括ケアシステムの構築」が目標とされており、入院患者の地域移行・定着支援もさらに進むものと考えられる。また統合失調症、うつ病・躁うつ病、認知症、児童・思春期精神疾患、発達障害、依存症、自殺対策等の多様な精神疾患・問題等に対応できる医療連携体制の構築に向けて、多様な精神疾患ごとに医療機関の役割分担・連携を推進するとともに、患者本位の医療を実現していけるよう、各医療機関の機能を明確化していくこと、それぞれの精神科診療所の機能分化・役割分担の明確化と連携が求められていくと考えられる。

各診療所は自由な立地と創意・工夫により、精神科病院よりも住民に身近な場所で、多様な精神医療サービスを提供し、精神医療資源として一定の役割を担っていると思われるが都市部への集中と偏在、地域の医療ニーズへの計画性の無い参画と地域医療体制への責任の乏しさ、救急等の連携での苦労、各医療機関の役割分担・機能分化と差別化、連携・相互扶助の乏しさ等の課題があると思われ、精神科診療所の組織化に向けた積極的な取り組みが求められている。

沖縄県精神科診療所協会（沖精診）の発足と精神科診療所の組織化、未来に向けて

沖縄県では、精神科診療所と総合病院精神科や公立病院勤務医師等がほぼ月に一回集う親睦会的な会合である外来精神科医会（通称・三日月会）の活動があったが、公益社団法人日本精神科診療所協会（日精診）の会員で構成される沖縄精神神経科診療所協会の活動をしていた７人の医師を世話人として、沖縄県精神科診療所協会（沖精診と略称）が、２０１８年10月に結成され、活動を続けている。本稿執筆時点で24会員にとどまり、十分な組織率とは言えないが「つながるクリニック」をスローガンとして掲げ、以下の３点を目標にしている。①仲間とつながる：連携して資質向上を図り、独自性と役割分担を明確にし、相互の連携・支援をしながら発展する。②地域とつながる：行政や関係医療機関・団体と連携し、地域になくてはならない医療資源として、責任を果たしながら発展する。③全国とつながる：公益社団法人日本精神神経科診療所協会（日精診）と連携の下、沖縄県ならではの質の高い精神医療・保健・社会活動を展開し、災害時など必要な時には全国の仲間から支援を受ける。沖精診に集う、つながる精神科診療所をモデルとして、沖縄県の様々な精神科診療所が地域社会の重要な社会資源として役割を果たし、沖縄県の精神保健医療福祉がさらに発展することを祈念して結びとしたい。

参考文献

（1）「沖縄県保健医療部地域保健課・沖縄県における精神保健福祉の現状（令和3年版）」（2023年）

（2）山本和儀「第28回日本産業精神保健学会理事長賞受賞記念講演　多様な視点から見た産業精神保健・精神医学の取組み―多文化・産業保健・ジェンダー」『産業精神保健30（2）』191―195頁（2022年）

（3）Suzuki T,Mihara K,Nagai G,Kagawa S,Nakamura A,Nemoto K,Kondo T.A High Plasma Lamotrigine Concentration at Week 2asa RiskFactor for Lamotrigine-Related Rash Ther Drug Monit. 2020 Aug;42（4）:631-635.

（4）長田清「プレスリーが行く」『沖縄エッセイスト・クラブ作品集40』新星出版、182―196頁（2023年）

（5）山本和儀「令和3年度日精診研究助成事業実践活動奨励賞部門受賞対象者報告　性別違和／性同一性障害への医療・社会的支援」『日精診ジャーナル47（6）』736―741頁（2021年）

（6）精神科診療所から見た精神科医療ビジョンプロジェクト委員会『精神科診療所から見た精神科医療ビジョン報告書2016』公益社団法人日本精神神経科診療所協会、3―28頁（2017年）

9　沖縄県立総合精神保健福祉センター最近の10年

沖縄県立総合精神保健福祉センター所長　宮川治

精神保健福祉センターは精神保健福祉法で都道府県に設置が義務づけられた機関である。その役割は知識の普及・調査研究・複雑困難事例の相談指導、法定業務として精神医療審査会の事務局、精神保健福祉手帳・自立支援医療の判定業務等である。

沖縄県立総合精神保健福祉センター（以下センター）は、沖縄本土復帰（昭和47年、1972年）前の1969年1月財団法人沖縄県精神衛生協会立「沖縄精神衛生相談所、メンタル・クリニック」として開設した。民間として設立・運営され、クリニックという診療機能も持っていたのが特徴であった。1974年3月に無償で県へ移管し、同年4月より沖縄県立精神衛生センターとなった。その後、数度の名称変更があり現在に至る。

私が赴任した2016年度以降のセンター重点事業は、「依存症対策」「ひきこもり対策」「災害派遣精神医療チーム（DPAT）体制整備」であった。それにこたえて、2016年度から「依存症デイケア」と「ひきこもりデイケア」を開始した。同年度をもって終了した「うつ病デイケア」で培ってきた集団認知行動療法と作業療法を組み合わせたデイケアである。医師・作業療法士・保健師・看護師・心理師等の多職種で取り組んだ。

「依存症デイケア」はＳＭＡＲＰＰ(1)を使用している。医療機関に通院していて、アルコール依存症や薬物依存症と診断された方を受け入れている。参加には主治医意見書が必要で、薬物治療・精神療法を主治医の下で行い、認知行動療法と作業療法をセンターデイケアで行う。２０１６年度は3人が終了した。２０１７年度は県内での認知度が徐々に高まり参加者が10人を超えた。ワンクール半年で年間2クールの実施である。ＳＭＡＲＰＰを利用してデイケアを実施している医療機関が県内にないため、センターからそのノウハウを広めていく予定であったが、令和2年度からのコロナ禍のため縮小を余儀なくされ、令和4年度はコロナ支援に人材が必要なため中止した。はじめは重度の依存症者を対象としたが、病院での治療は不要な軽度で仕事の合間に参加するような方が参加していることが意外であった。そのような方は私が主治医となった。

ひきこもり対策としては、２０１６年度に沖縄県ひきこもり専門支援センターをセンター内に開設した。まず、ひきこもりに対する社会の理解が不足しているため広報活動を行った。新聞報道されるたびに相談者が増えるが、時間がたつと又減るということを繰り返してきた。広報活動がいかに大切かを物語っている。２０２２年現在で、ひきこもり専門支援センターは看護師・保健師資格を持ちかつ支援経験を持つ4人の職員、またセンターの保健師2人、公認心理師1人、作業療法士1人、精神科医師1人でバックアップしている。令和3年度の相談実人員は278人で、10歳未満2人、10代43人、20代70人、30代59人、40代66人、50代23人、60代以上7人、不明8人となっている。20代を最多に各年代にまたがっていることが分かる。相談のべ件数は1898でその内訳は本人318、家族1271、関係機関268、その他43である。家族の相談が非常に多くなっている。相談方法は、電話1312、来所362、文書162、訪問62である。最初は電話で相談し、継続すると来所あるいは手紙等の文書による相談などを経て、関係性が築かれると訪問することになる。この間の経過が長いため、途中で相談を止める家族が多い。

2017年度センターでひきこもりデイケアを開始した。家族が初めて相談をして、本人も相談に来所するまでに数年、更にひきこもりデイケアに参加するまでに数年を要するが、徐々に参加者も増えて就労支援事業所につながる人、就労する人も現れた。平成29年度の参加者は2~3人であったが、令和4年度の参加者は常時10人程度になっている。

センターでは医療機関では診ることのないひきこもりの方と出会う。印象に残るケースを紹介したい。個人が特定できないように手を加えてある。

「Aさんは20代の男性、父親がスポーツ選手で県内ではトップで全国大会でも上位に入る成績を残している方でした。本人は繊細な性格で、音楽を聴き楽器を演奏することが好きでした。父親から『そんな女々しいことはするな』と叱られて暇があればランニングや筋トレをするように指導されました。徐々に父親に反発するようになりトレーニングもしなくなりました。母親が仲介して何とか納めていたのですが、本人が中学校3年生の時に母親が不慮の事故で亡くなりました。自宅は父親と本人だけになりました。何とか高校には進学しましたが父親と激しい暴力沙汰を何度も繰り返し、本人は自宅のものを破壊した末に家を出てしまいました。そのまま高校を中退し、繁華街での路上生活者として徐々にやせ細っていきました。警察官が職務質問をしたことをきっかけに福祉へつながりました。本人には働く意欲も無くなっていました。それで精神科受診を指示されてケースワーカー同伴で何カ所もの精神科クリニック・病院を受診しました。いずれも「うつ病」の診断で要医療とされましたが治療を継続することはありませんでした。そのうちアパートを訪問したケースワーカーにも扉を閉めたまま会おうとしなくなりました。困ったケースワーカーがセンターのケース検討会に症例として提出しました。そして困難ケースとして直接私が関わっていくことになりました。

センターを受診した本人は、か細い感じで、身長は１７０cmくらいなのに、体重を測ると40kgしかありませんでした。臀部は褥瘡になりかけていました。質問に対しては小さな声で訥々と答えてくれました。自殺しようとも思わないし生きていこうとも思わないとのことでした。生きる意欲を無くした人でした。定期的にセンターを受診することだけは約束してくれました。その後ケースワーカーに連れられて一カ月に一度センターに来てくれることになりました。それで何とか細々とつながっています。このペースを続けながら、生きる意欲を取り戻す手助けをしたいと思っています」

最近のＤＰＡＴでのトピックは新型コロナ感染症対策でのＤＰＡＴ活動である。コロナ対策に沖縄県ＤＰＡＴが最初に関わったのは、２０２０年2月の横浜港停泊中のクルーズ船に沖縄県ＤＰＡＴ先遣隊2隊を派遣したことに始まる。その後、沖縄県コロナ対策本部にＤＰＡＴ統括者も加わった。週1～2回のズーム会議を開き、精神科に関わるコロナ対策についてのスキームを検討した。メンバーはＤＰＡＴ統括者5人（センター長も含む）、県心理師協会会長・事務局長、県立病院精神科医師、精神科病院医師、県担当者、センタースタッフ等で、実務者会議と名付けセンターが主催した。

２０２１年1月下旬、県内精神科病院でクラスターが発生したので、県コロナ対策本部内にDPAT調整本部を立ち上げた。クラスター発生精神科病院にDPAT隊を派遣して、病院内本部の立ち上げ、感染症対策を支援した。

2021年度までにDPAT活動が行われた都道府県は全国で10あるが、2021年度に限ると、新型コロナウイルス感染症対策をした都道府県は6県あり、派遣隊数は、沖縄県のべ727隊、熊本県のべ55隊、徳島県のべ27隊、山梨県のべ20隊、長崎県のべ7隊、三重県14人となっている。沖縄県が非常に多く、コロナ対策での沖縄県DPATの活躍がうかがわれる。

コロナ感染症メンタルヘルス対策として、センターと県公認心理師協会が一緒にクラスター発生機関に行き、ミニレクチャー・ストレスチェック・個別面談（3点セット）を行った。私が県コロナ対策本部の会議等で、発生初期からメンタル対策を行うことを伝え、DMATや感染症対策班がクラスター発生機関に始めて応援に入るときに、県コロナ対策のパッケージの中にメンタル対応もあることをアナウンスしてもらい、管理職のメンタル対応も含めて初期段階から介入した。離島の施設でクラスターが発生したときは全国DMATからセンターへ直接メンタル支援応援依頼があり、精神保健福祉センターDPATとして心理師協会とともに現地へ赴き、3点セットを実施した。入所者10人が亡くなり、内7

人は施設で死亡した。スタッフの疲弊は大きなものがあり、その後も個別面談を継続した。その結果多くのスタッフは離職することなく現場復帰した。

最終的に精神科関係での沖縄県コロナ対策は以下の図のように行われた。センターが中心になり大きな役割を果たした。

法定業務としてセンターは精神医療審査会の事務局を担い、退院請求や処遇改善請求等の県内の精神障害者の人権を守る役割を果たしてきた。また自立支援医療・精神障害者保健福祉手帳の判定も行ってきた。特に自立支援医療の承認件数は２０２１年度５万１３７２件で、全国有数の多さとなっている。

（1）ＳＭＡＲＰＰ　せりがや覚せい剤依存症防止プログラム。神奈川県立精神医療センターせりがや病院で開発された。元々は薬物依存症を主な対象にした認知行動療法の治療プログラムであるが、現在広く依存症治療に用いられている。

参考文献
『精神衛生センター所報』（昭和49年度〜昭和61年度）沖縄県立精神衛生センター発行
『精神保健センター所報』（昭和62年度〜平成５年度）沖縄県立精神保健センター発行

『総合精神保健福祉センター所報』（平成６年度～令和３年度）沖縄県立総合精神保健福祉センター発行
『沖縄における精神保健福祉のあゆみ』（２０１４創立55年記念誌）財団法人沖縄県精神保健福祉協会発行
『心の健康第70号』（平成30年11月1日）財団法人沖縄県精神保健福祉協会発行
『ＤＰＡＴの動向』令和４年度　ＤＰＡＴ事務局（厚生労働省委託事業）

10　沖縄県精神保健福祉協会の歩み―本土復帰50年を迎えて

沖縄県精神保健福祉協会会長　仲本晴男

本土復帰50年を迎えるに当たり「本協会を振り返って」というテーマで執筆を依頼された。ところで、本協会では前会長の中山勲氏を発行人として、「沖縄における精神保健福祉のあゆみ―創立55周年記念誌」が２０１４年３月に発行されており、それを入手して読まれることが本協会の歩みを知る上で最も賢明だと思う。とは言え同書は、北村毅氏（現大阪大学大学院文学研究科准教授）が編集を依頼されてから刊行するまで6年余をかけて、頁数も４９４ページからなる大作であり、多くの方には通読するのが難しいと思われる。そこで、ここでは同書から多くを抜粋させていただき、若干を筆者が付け足して振り返りたい。

本協会が設立されたのは１９５８年12月、本土復帰の14年前のことであり、当初は琉球精神障害者援護協会という名称であった。同年6月には田崎医院（現田崎病院）、7月にはたがみ医院（現オリブ山病院）が初めて民間病院として開設しているので、この年は、まさに沖縄の地域精神医療の幕開けの年であったと言えよう。当時の他府県の協会は、精神医療関係者が一般の人に対して普及啓発を目的として設立していたが、本県の場合は、これから自分たちで精神医療を築いていくために発足したことが根本的に異なると、大城康男氏（2代目精和病院院長）は座談会で語っている。したがって協会の評議員はほとんどが琉球政府関係者で構成されていた。ちなみに会長は屋良朝苗氏（初代沖縄県知事）であり、事務局長は神山茂市氏であった。

1961年1月に沖縄精神衛生協会と改称した。同年5月には協会立の沖縄精和病院を開設したが、12年後の本土復帰翌年の1973年4月には沖縄県に無償で移管した。1965年には第1回精神衛生大会を開催しており、この大会は現在まで綿々と続き、令和4年度で第53回を数える。1969年1月には沖縄精神衛生相談所を開設したが、本土復帰2年後の1974年4月には沖縄県に県立精神衛生センターとして無償で移管しており、当協会は現在、そのセンター2階の一角に事務所を構えている。

協会が直接、精神科病院や相談所を設立したことは、本県を除いて他都道府県では恐らくなかったと思われる。その社会的背景には、沖縄戦という未曾有の地上戦により12万人余の県民が犠牲になったことが影響していると思われる。戦前の精神障がい者数は全国と比較してさほど差がないというのが通説だと立津政順氏は述べているが、戦後20年を経た

１９６５年に、平安常敏氏が中心になった平安座島調査では、統合失調症の有病率は全国の３・8倍、１９６６年の琉球政府による全県調査では、３・6倍という著しい高値を示していた。『沖縄戦と心の傷』の著者である蟻塚亮二氏は、沖縄戦のストレスによって誘発された統合失調症の患者さんは長期入院していても症状や障がいが軽いと述べている。当協会創立20周年記念誌となる、「沖縄における精神衛生の歩み」を編集した吉川武彦氏は、かってオキナワンシゾフレニーという概念を展開し、症状の軽さと治りやすさを特徴とした南国風の統合失調症について述べておられた。沖縄戦終結後に本県の統合失調症を主とした精神障がい者の有病率が著しく高いことが明らかとなり、その早急な対策として、当協会自身が精神医療施設の建設に邁進するという時代の要請があったのであろう。

琉球精神衛生法が制定されたのは１９６０年であり、本土における精神衛生法制定に10年遅れていた。さらに琉球精神衛生法が制定されても私宅監置は禁止とならなかった。その大きな要因は、未治療の在宅精神障がい者数に比べて精神病院数が大幅に不足していたことだと言われている。私宅監置により精神医療を受けられず、人権を無視されて狭い小屋に監禁されるという病者ご自身の苦しみや、社会的偏見の助長という弊害は本土復帰の１９７２年まで続くことになる。

病院や相談所を県に移管して以降は、協会として大きな事業を興すことはなく、唯一の受諾事業と言えるのは、1998年6月1日から発足した沖縄県精神科救急医療体制の一翼を担ったことであろう。同救急医療体制は、沖縄県精神保健福祉センター所長や県立精和病院院長を歴任した中山勲氏がその牽引役となった。沖縄本島の時間外精神科救急を一手に担った、その輪番制救急体制は全国的にも注目されており、その事業は現在まで引き継がれている。

当協会は2007年4月から、沖縄県精神障害者福祉会連合会が受託していた本事業を受けついだ。精神科救急医療情報センターの窓口要員の採用を県と協議のもとに行い、要員の勤務表作成、給与の支払い、労災保険の加入手続き等の業務を県知事より受託している。そのため当協会の年間予算は約2千万円と多額になるが、その75％は救急関連となっている。

本土復帰1972年の前年には、第12回九州精神衛生大会と本県の第6回精神衛生大会が同時開催として那覇市民会館で行われた。特別講演はなく、公開座談会のテーマは「激動期の精神衛生を考える～沖縄の本土復帰を前にして～」であった。稲福健蔵氏（琉球放送テレビ局長）を座長に、4人の講師は立津政順氏（熊本大学医学部教授）、寺嶋正吾氏（福岡県精神衛生センター所長）、大城立裕氏（作家）、新垣博子氏（琉球大学教育学部教授）の壮々たる方々である。復帰前年の沖縄においては、メンタルヘルス領域でも県内外の高揚した雰囲気が今でも伝わってくる感がある。

紙面の都合があるので、以後の大会から２０１３年に開催された第44回精神保健福祉普及大会までは、前述した当協会の創立55周年記念誌に収録されているので割愛させていただき、それ以降の大会について、ここでは一覧表にして記載させていただく。

年	回	大会テーマ	特別講演	公開座談会
２０１４	第45回	沖縄の飲酒文化を考える	「酒とつきあう方法」川満信一	「社会や家庭を蝕む有害飲酒」中井美紀・上地高志・山田宏・新垣玲央
２０１５	第46回	戦後70年・沖縄の自然と心の変遷	「戦後70年・沖縄県民の生活環境とチムグクルの変遷」吉田朝啓	「戦後70年・沖縄の自然と心の変遷」玉城江梨子・山内優子・當山冨士子・稲田隆司
２０１６	第47回	災害とこころのケア	「災害とこころのケア～熊本地震の経験から～」下地明友	「災害とこころのケア～沖縄で災害が起こったら～」仲座栄三・大鶴卓・伊藤義徳・吉川毅・平安明

2017	第48回	貧困が子供に及ぼす影響	「現代の貧困の『かたち』—特に『子供の貧困』をめぐって—」岩田正美	「貧困の連鎖を切るために～教育と福祉・保健・医療が連携出来ること～」黒田華・前城充・蟇目崇・島村聡
2018	第49回	発達障害と社会	「発達障がいのある人の育ちと暮らしを考える—ともに暮らし支えあうすべての人のために—」岡田俊	「当事者の生きづらさと共生社会をめざして」儀間多美子・城間園子・安里強平・知念さおり
2019	第50回	ひきこもりと現代	記念講演「沖縄の精神科医療の歴史と課題」中山勲 基調講演「長期化・年長化したひきこもる人の支援—ひきこもる人の理解・多様な支援手法・支援のマネジメント—」竹中哲夫	「ライフステージでのつまずきを乗り越えて」榎本太郎・知名孝・黒田華・竹中哲夫
2020	第51回	コロナ蔓延のため中止		
2021	第52回	コロナ禍におけるメンタルヘルス	「コロナ禍で改めて考えるわが国のメンタルヘルスの課題」樋口輝彦	「コロナ禍におけるメンタルヘルス～現場からの報告～」玉城浩江・篠原知恵・野村れいか・長田清

２０２２　第53回　働く人のこころを守る　「沖縄お笑い芸人　人生論」まーちゃん（小波津正光）　「職場のこころの健康づくり」嘉陽拓也・大兼千津子・森脇聰子・山本和儀

当協会の初代会長は、屋良朝苗氏が創設の１９５９年２月から１９９４年７月まで（副会長上与那原朝常氏）、第２代会長は福地曠昭氏（１９９４年７月～２００３年３月、副会長屋良澄夫氏）、第３代会長は屋良澄夫氏（２００３年４月～２００４年９月、副会長中山勲氏）、第４代会長は、中山勲氏（２００４年～２０１６年６月、副会長小渡敬氏）、第５代会長は、仲本晴男氏（２０１６年６月～２０２３年６月現在、副会長平良直樹氏）となっている。

早足で、本土復帰50年をめぐる沖縄県精神保健福祉協会の歩みを振り返ったが、設立当初の情熱と行動力は、本土復帰以降は急速に衰え、他県と同様に大会開催を主な事業とした協会になっている。本県における精神医療は、現在では他県以上に充実していると思われるが、精神疾患が５大疾患となった現在でも、その偏見には根強いものがある。当協会の事業の要である精神医療の普及啓発は、まだ道半ばであり、やらなければならないことは多々あると思われる。それをどう発展させ、継続させていくかが、今まさに問われていると思う。

11　沖縄県の精神医療の歩み──精神科看護の立場から

日本精神科看護技術協会沖縄県支部前支部長　内山あけみ

はじめに

私は、精神科看護歴40余年の看護師である。これまでの精神科看護は、医療の立場から患者さんと関わってきた。その中で、精神科看護の職能団体である日本精神科看護協会においては、沖縄県支部の支部長としての活動にも参画してきた経緯がある。

今回、思いがけず、小椋力先生からの「沖縄県の精神医療──本土復帰50年を迎えて」の単行書への執筆依頼が舞い込んできた。沖縄県の精神科看護は、医療と共にあり車の両輪のひとつとなり、精神障害者の回復を願い日々ケアに邁進してきた。その精神科看護の歩みと将来への展望について、執筆の機会を頂けたことは、とてもありがたいことである。

そこで、初めに私と精神科看護を通し、近年の精神科における医療福祉制度の変化と精神科看護の趨勢と将来への展望について述べる。

私と精神科看護

私は看護学生の時、初めて精神疾患について知った。精神科看護実習を通して、初めて出会った精神分裂病という病気を持つ患者さんは、社会から遮断されていた。このような環境で長期にわたって入院されていることに衝撃を受けた。まだ学生であった私は、ナイチンゲールの『看護の覚え書』にあった「生活や環境が病気を作る」という一説が浮かんだ。私にとっての精神科領域は、違和感や不全感を残した学びであった。そのことが、精神科看護の道に進むきっかけとなった。

しかし、精神科看護を志したものの、患者さんの希望に沿った看護は遅々として進まなかった。精神科看護の現状は、傾聴・共感の看護が基本であるが、患者さんの希望は殆ど聞くだけに留まり、精神障害者の自己決定は法の壁に阻まれ困難さを要した。家族も社会も病気に対して理解を示すことなく、社会からの偏見や差別の中、生活療法とレクレーション療法を中心とした看護が長きに渡って続いていた。看護師は、患者さんの思いを伝える看護のアドボケートの機能は果たせなかった。

おりしも、精神科病院での不祥事が社会問題となり、精神科における患者の人権尊重、処遇改善を基本方針とした、精神保健福祉法の改正、精神障害者自立支援法の成立など、精神科領域において極めて画期的な変化が起こった。

その変化は、「精神保健医療福祉の改革ビジョン」により「入院医療中心から地域生活中心へ」そして「精神障害者地域移行・地域定着事業」が進められた。「障害者基本法」では、障害者対策に対する長期計画が推し進められた。精神障害者の人権尊重・処遇改善に向けて制度改革は着実に動き出した。患者さんにとって、夢のような大きな変化に私も患者さんも嬉しさと惑いで混乱した。

法律の改正や改革整備に伴い、精神病床の機能分化や看護配置も整備されてきた。更に、100年以上続いた保護者制度の廃止、入院のあり方など、患者さんも看護師も家族も、これまでの入院医療中心の概念から、生活モデルの概念へと変容する時代となった。しかし、長期にわたり療養してきた患者さんの地域生活や自立を促すリカバリーについて、看護師自身も変化を受け入れる過渡期であった。

そのような現状の中、退院を望んでいた患者さんの希望を実現するために、多職種連携による、退院促進・地域移行に取り組んだケースがあった。しかし、長期入院であったこともあり家族背景や環境の変化により、退院後の生活の場、身近な支援者、日々の生活、金銭管理、交通手段、連絡の方法等、地域移行に向けて課題が山積していた。ひとつひとつの課題調整には時間がかかった。その間患者さんの退院に対する気持ちも何度も揺らいだりした。退院調整には約1年近い期間を要した。が、本人の望む単身生活が実現できた。地域生活支援を始めた矢先のこと、居宅介護者（訪問介護）が自宅訪問すると誤嚥による窒息で亡くなっていた。

患者さんの望む地域生活を実現するために、何度もカンファレンスを開催し職種ごとの役割確認をしたにもかかわらず、結果的に事故を防ぐことができなかった。チームメンバーはショックを受け退院促進・地域移行事業に対し、これでよかったのかと悩み悔やんだ。

この経験から私たちは何を学ぶか、何を感じ取るか、地域移行の目的は何か、何のためにするのか、など共有する時間をもった。スタッフが「また頑張ろうと思う力」に変わるには時間がかかった。が、患者さんの望みが叶えられたときの喜びの表情や開放感を肌で感じた患者さんからの感謝の言葉を糧に、経験からの学びを活かし、患者さんの思いに寄り添う看護に繋ぐことに、看護師自身が気持ちを切り替え乗り越えることができた。

退院促進・地域移行の推進は、患者さんの人権や処遇において、これまでもやもやとした私の看護に光が射して来たこと。そして、長期入院から地域生活へと生活スタイルが変化する患者さんの課題が明らかになったこと。などここまでは、私と精神科看護について想起し述べた。

近年の沖縄の精神科看護の変遷

近年は、医療福祉の制度も整ってきており、患者さん自身が入院や退院などの治療について、自己決定し自分らしい生き方を選択するようになった。

入院のあり方も、任意入院が多くなり、治療環境も改善され、精神科の看護配置基準も、これまでの15：1の看護体制から、急性期病棟やスーパー救急病棟が基準化され10：1へと看護配置も見直された。それにより、急性期における看護は、質・量ともに手厚い看護が提供できるようになった。早期治療、早期退院に向けクリティカルパスの活用、退院後の生活を見据えたストレングスやリカバリーを意識した看護となった。更に、医療観察法のもとに触法患者への支援も強化され、社会復帰を目標にクライシスプランを用いた、手厚い医療看護が実践されるようになった。制度の変化に伴い、社会復帰支援を認識する看護へと変化した。

しかしながら一方で、長期入院により、家族環境の変化や患者自身の高齢化、退院に向けての意欲減退なども伴って、現在もなお退院困難な高齢者の長期入院はあり、二極化の構造は顕著になっている。

その要因としては、病院での生活が患者さんにとって安心で安全と錯覚した時代が永く続いたことで、看護師も、高齢者の地域移行での生活環境の変化は、患者さんの混乱を招いてしまうのではないか、患者さんにとってほんとうに幸せなのかなどと考え、取り組みが消極的になっていることもあり二極化は否めない現状もある。

しかし、高齢化とはいえ可能性を見据える看護の視点を大事にする必要がある。患者さんの自己決定に寄り添い、その望みの実現に向けて、これまでの人生を取り戻すためにも、これからは患者中心の視点を病院にとどめず、地域へと拡大し精神科看護を実践することが望ましいことであり、それらはすでに始まっている。

現状の精神科看護は、安定した入院生活の継続から、一歩踏み出し地域で生活する患者の強みを捉え、看護へ活かすことを意識し、これまで保守的に関わっていたことで見えなかった患者さんの可能性の気づきを、地域生活に繋ぐ看護実践をしている。

病棟での看護においては、集団的ケアから個別ケア重視の看護実践では、患者さんの可能性を引き出し、退院後の生活を意識した生活技能訓練（ＳＳＴ）やストレングスモデルの看護実践、エンパワメントやリカバリーの概念、地域生活を支援するための福祉の概念を視野に入れ、退院促進に向けた看護実践になっている。このような看護は、ストレングスモデルの根拠に基づき生活のしづらさは何かを明確にし、ともに考え患者さんが決定した希望に寄り添う関わりである。

そのような中でも特に、ここ近年の外来看護においては、退院促進・地域移行が進み、役割・機能も目覚ましく変化している。退院促進により外来患者さんが増大、高齢化に伴い認知症の外来患者数も増えている。それにより、待ち時間超過、診察時間短縮と精神科の外来診療も一般外来と同様な現象が起きている。外来看護の役割もまた、疾病の多様化、薬物療法の進歩、年齢幅の拡大、時間や外来の状況に関係なく複雑な問題を抱えた電話相談など、相談対応の件数も増大している。以前の外来受診日には、患者さんから家での状態や家族の様子、隣近所との関係性のことなど、一喜一憂しながら対面で看護師に話す時間があった。今では、外来での看護師と患者さんとのゆとりある関わりの風景は姿を消している。

地域で生活する患者さんの安定した生活を継続させるためにも、外来看護師の役割として、地域で患者さんを直接支援する訪問看護師や地域の支援者との情報共有も積極的に行う必要がある。つまり、地域で生活する患者さんの思いや困りごとなど、正確に把握しアドボケートの機能も発揮しなければならない課題もある。このように、外来看護は役割拡大により多岐にわたる対応能力の向上が求められている。

更に、精神科訪問看護は、地域で直接ケアをする身近な支援者として、地域での生活のしづらさを補い、安心した地域生活の継続を目標にアセスメントを行っている。しかし、地域生活支援は、患者さんを取り巻く家族、関わる支援者との情報共有により適切な支援のコーディネーターとして医療と福祉を繋ぐ多職種連携の役割推進も必要となっている。

精神科訪問看護師は、精神障害者の地域生活の維持・継続を促進するために、医療と福祉の視点から、患者さんの地域生活をトータルし支援する役割を担っている。訪問看護へのニーズは患者さんを中心に、家族や他の支援者からも必要とされており、多職種連携の発信者としての役割も積極的に担っていくことも課題である。

以上のことから、ここ近年の精神科看護は、地域支援の要という課題を含め、病院から地域へと制度の変化に伴い、急性期症状への適切な看護、早期退院に向けての症状の安定と信頼関係の構築、外来、訪問看護の地域生活支援による地域生活の維持、向上、継続など、医療と福祉の情報を統合し連携する看護へと変化している。

昨今の虐待防止の制度化について

沖縄県精神科病院協会の看護部長会では、県内の精神科看護のケアの質の向上を目指し、沖縄県内の精神科救急病棟、急性期治療病棟を有する精神科病院を対象に、内山ら（2015）による隔離拘束の実態調査を行った。その結果は行動制限率は全国と比較して隔離、身体拘束ともに下回っていた。その背景には、隔離拘束の最小化を目標に、行動制限最小化委員会の開催がどの病院でも実施されており、人権尊重や尊厳についての意識の高さを裏付けるデータとなった。

しかし一方で、1983年に起きた他県の某病院の看護職員による暴行で入院患者2人が死亡した事件は、大きな社会問題となり法改正のきっかけとなった。それにもかかわらず、精神科病院での患者さんへの不祥事による痛ましい事件は、全国的に後を絶たない現状もある。人権擁護や処遇改善が進められてきた中で、更に、障害者虐待防止法が施行され法で保護措置が取られた。

精神科看護師として、人道的な行動や倫理観念では阻止できない現状を、ただ他施設の問題として捉えるのではなく、予防を含め精神科看護に携わる人材育成や支援者の心理的側面へのケアなど課題は続くことを感じた。またこの課題は、精神科看護領域以外の障害者や高齢者のケアの現場においても同様であり、患者さんの人権擁護や尊厳、処遇改善は、まだまだ道半ばにあることを感じている。

日本精神科看護協会沖縄県支部の活動

一般社団法人日本精神科看護協会（以下、日精看）は、１９４７年男性看護人を中心に結成され、精神科看護を専門とした日本唯一の精神科看護の職能団体として成長してきた。協会として、会員の看護の資質の向上を図り研修会や研究会の実施、精神科認定看護師の育成など人材育成に向けた活動を幅広く行っている。その他に精神障害者の人権擁護や処遇改善など政策にも参画し、精神科看護師の代表として意見や要望を提言している。

下部組織として47都道府県に支部があり、「こころの健康を通して、だれもが安心して暮らせる社会をつくります」を協会の活動理念として掲げ各都道府県支部も活動している。

沖縄県支部も、１９６５年に設立され、沖縄県における精神科看護の担い手として50年以上の歴史を築いている。２０１６年には第22回精神科看護学術集会を含めた創立50周年記念大会を開催した。その他、年間計画を立て時宜にあったテーマや看護者個々の成長レベルに合わせた（クリニカルラダー）研修会を開催し精神科看護の質の向上、利用者のサービス向上を目指している。

啓蒙活動については、1988年7月1日の精神保健法の施行にちなんで日精看では、1998年より、7月1日を「こころの日」と位置づけ精神疾患や精神障害者のある人に対し正しい理解と、すべてのひとにこころの健康の大切さを考えてもらうことを願い、啓蒙活動を毎年実施している。その一環として商業施設でのイベント開催、コロナ禍においては2020年に、「こころの病を考える」と題し、当事者のラジオ番組へ出演、更に、2014年より、精神科領域で働く看護師を企業・学校・施設などに派遣して、講演会やセミナーを行う「こころの健康出前講座」の実施、これまでに49回、のべ1770人の方が受講している。

2018年には、福島県からの委託事業として、「福島県県外避難者心のケア訪問事業」が実施されている。沖縄県支部ではこれまで依頼のあった38世帯の訪問を実施している。

障害者が自立をめざす活動については、沖縄県支部独自の支援事業として、沖縄精神科病院協会の主催、支部の運営により療養者卓球大会やグラウンドゴルフ大会を開催している。2019年には沖縄県の予算で第19回全国障害者スポーツ大会(いきいき茨城ゆめ大会)の卓球の部へ男・女個人の部の代表として派遣する事が出来た。

相互扶助事業については、２０１８年より沖縄マラソン応援のボランティア活動を実施。日本精神科看護協会の会員のみならず一般のランナーへの沿道応援も行っている。

将来への展望

沖縄県における精神科看護について、医療と福祉を結ぶ連携として具体的な手段には、制度の狭間でまだまだ課題はある。

私の望む将来への展望は、精神障害者が家族とともに、家族の一員として、社会の一員として、当たり前の生活が送られる社会である。病気による偏見や差別を払拭し、障害者も社会貢献できる win-win の社会を作ることである。

精神障害者を取り巻く制度が変化しても、忘れてはいけない信念として、青木（２０１７）は、「患者さんの生きてきた人生と生きている日々が少しでもよいものとなるように支援することが求められている」と述べている。まさしく私もそうでありたいと望んでいる。患者さんが楽しみや潤いのある人生を送れるようになることは、今後も変わらない将来への展望と考える。

結びに

精神科看護は、精神科看護の実践者である看護師の感性と手探りの中で実践されていた時代から、諸先輩方の研究から得られたエビデンスに基づく精神科看護へと進化した。近年は、４大疾病に精神疾患が加わり5大疾病となった。ストレス社会が顕著となった現在では精神疾患を患っている方は勿論、一般の方々へもこころのケアが求められ、精神科看護も社会から求められる時代となった。このような時代の変遷に、精神科看護の振り返りと今後に向けて寄与する時間を頂けたことに感謝したい。

参考文献
青木省三『こころの病を診るということ』医学書院（２０１７年）
『国民の福祉と介護の動向』厚生労働統計協会（２０１９／２０２０年）
日本精神科看護協会ホームページ https://jpna.jp/nisseikan/about
Nursing Star 2019.5No719
大嶺千枝子『沖縄の看護　琉球政府の看護制度を紐解く』新星出版（２０２０年）
小椋力「沖縄県における精神保健・医療の歩み　予防医学的視点から」『予防精神医学3』（２０１８年）
遠藤淑美・末安民生『精神看護学』中央法規出版（２０２０年）
田中一枝『琉精物語』沖縄タイムス社（２０２２年）

12　沖縄県公認心理師協会の歩みとこれから

沖縄県公認心理師協会会長　上田幸彦

沖縄県公認心理師協会の会員数は２０２３年６月の時点で４７１人である。公認心理師は２０１７年に我が国において初の心理専門職の国家資格として誕生した。しかし心理専門職は、公認心理師が生まれる以前から臨床心理士として、それ以前は心理判定員として沖縄県の精神医療に携わってきた。この章では沖縄県公認心理師協会のこれまでの歩みを振り返り、今後の展望について述べていく。

沖縄県臨床心理士会の設立

我が国の大学や大学院で臨床心理学を学んだ者は、その後は日本心理臨床学会（１９８２年設立）などに所属しながら、日々現場での臨床活動を行っていた。その後こころの専門家の資格として臨床心理士が１９８８年に誕生した。臨床心理士は日本臨床心理士資格認定協会が認定する民間資格であり国家資格ではなかったが、当時は我が国唯一のこころの専門家の資格であり、１９９５年から始まる旧文部省によるスクールカウンセラー事業では、各都道府県の公立の小、中、高等学校に数多くの臨床心理士が配置されることになった。

沖縄県もこの流れから外れることはなく、沖縄県の精神科病院や鑑別所で働いていた心理職は臨床心理士の資格を取得し、当時10人ぐらいではあったが定期的に研修会を行っていた。この流れの中で、日本心理臨床学会から沖縄で全国大会をやりたいとの打診があり、それでは受ける母体となる団体が必要だということで、沖縄県臨床心理士会設立準備会が1991年4月13日に琉球大学教育学部教育実践センターで行われた。同年6月には沖縄県の臨床心理士は20人となり、翌1992年8月8日に沖縄県臨床心理士会第1回設立総会(琉球大学教育学部教育実践センター)を開催する運びとなった。初代会長は琉球大学教授・新里里春、事務局長は同じく琉球大学教授・井村修であった。

沖縄県臨床心理士会の発展

1993年には日本臨床心理学会第12回大会を沖縄で開催した。会場は琉球大学と沖縄コンベンションセンターを使用した。沖縄県臨床心理士会となって以来、事務局には精神科病院から「誰か(働きに来てくれる)心理士はいないか」という問い合わせが多くなり、心理士を置く病院も増えて行った。これは医師による心理士への理解が沖縄県は高かったためであると思われる。精神科だけではなく子供のクリニックにも心理士を採用するところが出てきていた。

心理士を求める声は医療分野からだけでなく、教育分野でも高まり、沖縄県教育庁の文部省スクールカウンセラー活用調査研究委託事業に対して臨床心理士を１９９５年には３人、１９９６年には10人派遣していたが、２００１年には36人の派遣にまで増え、その後も増加の一途をたどった。

多くの臨床心理士を送りだすためには会員を増やす必要があるが、そのためは新しい臨床心理士を育てなければならなかった。臨床心理士は臨床心理士養成大学院として指定された大学院を修了することで受験資格が得られる。沖縄県では沖縄国際大学が２００３年から、琉球大学が２００４年から臨床心理士養成大学院として指定され、新しい臨床心理士を輩出できるようになった。

会としてもう一つの大きな役割は会員の資質の向上である。発足以来、年に数回の研修会・事例検討会を実施してきた。その際には県外から著名な講師を招き、会員以外の方々も参加できる講演会を開くこともあった。１９９５年には河合隼雄先生（日本臨床心理士会初代会長、元文化庁長官）をお招きして公開講演会「子どものこころの問題へのアプローチ」（琉球新報ホール）を開催した。河合隼雄先生にはそれ以降何度も沖縄に来て頂き、2002年までに計5回来沖して頂くことになった。河合隼雄先生以外にも1998年には山中康裕先生（京都大学教授）をお招きして講演会「最近の少年非行を考える」、1999年には成瀬悟策先生（九州大学教授）による講演「臨床動作法の過去・現在・未来」を行った。2012年には北山修先生（九州大学教授）による講演「症例を語る」が行われた。

会の発展として捉えることができるのは、国、県、自治体、他団体との連携協力活動が増えていったことである。学校の児童・生徒の支援としてのスクールカウンセラー派遣についてては先に述べたが、教職員対象のメンタルヘルス相談として沖縄県からの委託事業「教職員元気力アップ事業」が2000年からスタートし、その中で教職員に対するストレス対策研修、個別カウンセリングを行い、この事業は現在も継続している。

また2012年の東日本大震災後の被災地の子供たちへの支援として東北地方にスクールカウンセラーを派遣した。同様に2016年には熊本・大分地震後に熊本へスクールカウンセラーを派遣している。災害被災者支援としては東日本大震災後に沖縄に避難してこられた方々のメンタルヘルスを支援するために「からだと心をほぐす会」を2014年から実施し、さらに沖縄に避難してこられた方々によって結成された自助グループ「沖縄じゃんがら会」の運営のサポートも2014年から行っている。

沖縄県の「沖縄県エイズカウンセリング事業」の委託を受けてHIV感染者・エイズ患者に対する心理支援を2002年から行っている。この事業においては個別カウンセリング、グループカウンセリングとしての陽性者ミーティング、エイズカウンセラーのためのカウンセリング研修を行っており現在も継続中である。

自殺予防に関しては、2012年から「沖縄県自殺予防キャンペーン」への協力としてゲートキーパー養成講座での講師派遣が始まった。ゲートキーパーとは自殺の危険を示すサインに気づき、適切な対応（声をかけ、話を聞いて、適切な支援につなげる）ができる人のことである。様々な職種の中にこのゲートキーパーが増えることで自殺を踏み留まらせることが目指されている。自殺の三次予防としては未遂者や遺族への事後対応が必要であるといわれているが、当会では自死遺族のための「分かち合いの会」を2008年に設立し、その後月1回のグループカウンセリングを実施している。

犯罪被害者への心理支援としては、2014年から性暴力の被害を受けられた方々へのカウンセリングを「沖縄県性暴力被害者ワンストップ支援センター」へ心理士を派遣することで行っている。同時に相談員のメンタルヘルスを保つために相談員に対するカウンセリングも行ってきている。

学校・教育領域においては前述のスクールカウンセラー派遣だけでなく、沖縄県や各市のいじめ対策関連協議会への委員の推薦、及び第三者委員会が立ち上げられた際には委員を推薦して派遣することを２０１７年から行っている。第三者委員会は弁護士、学識経験者等で構成されているが、調査から結論が下されるまで数カ月もしくは数年に渡ることがある。

また大学コンソーシアム沖縄が主催する「子どもの居場所学生ボランティアセンター」へ学生ボランティアに対するメンター（助言者）の派遣も２０１７年から行っている。

司法領域への協力として、裁判所の執行官による子供の引き渡し強制執行への立ち合い・執行補助に２０１６年から協力するようになった。子供の引き渡しの強制執行とは、子供の親権を持つ親からの申立てを受けた地方裁判所の執行官が、親権を持たないが現に子供を監護している親から子供を取り上げて、親権を持つ親に引き渡すことである。この手続は子供の心身に与える影響が大きいため、可能な限り、子供の心理に与える影響を少なくして手続きが行われるように立ち会うというものである。

この他に、海上保安部の職員に対する惨事ストレス対応のための研修を２０１３年から行っている。海上を主たる勤務場所とする海上保安官は、業務遂行にあたり常に一定の危険性が伴う。特に荒天下の海難救助や不審船対応等は惨事ストレスによる「急性ストレス障害（ＡＳＤ）」「心的外傷後ストレス障害（ＰＴＳＤ）」を引き起こす可能性がある。そのため職員のストレス障害を未然に防ぐために第十一管区海上保安本部からの依頼を受けて職員研修を行っている。

沖縄県公認心理師協会の設立

心理専門職の長年の悲願であった国家資格化は公認心理師法が２０１５年に成立（２０１７年施行）したことによって達成された。臨床心理士会としては、臨床心理士である会員が、２０１８年の第１回国家試験に合格すべく「みなうか（国家試験にみんなで受かろう）プロジェクト」を立ち上げ、模擬試験問題等を作成して臨んだ。その甲斐あってほとんどの会員が公認心理師に合格することができた。それに伴い沖縄県臨床心理士会を一般社団法人沖縄県公認心理師協会に名称変更した。初代会長は平安良次（平安病院）である。２０１９年5月12日に設立記念講演会を琉球新報ホールにて行った。玉城デニー沖縄県知事による祝辞に始まり、基調講演として熊野宏昭教授（早稲田大学人間科学学術院）

による「マインドフルネスで育む生きる力」、その後、沖縄県の公認心理師3人によるシンポジウム「公認心理師が支える県民のこころと健康」を行った。

公認心理師協会になってから行った連携協力活動は、沖縄県による「新型コロナウイルス感染症に対応した心のケア支援事業」への協力である。新型コロナウイルス感染によりクラスターが発生した病院・老人福祉施設へのストレス対策研修、職員への面談、感染者への電話相談、ホテル療養者への電話相談を2020年から行った。

公認心理師が国家資格となったことでの最も大きな変化は、医療における診療報酬に新設で公認心理師が含まれるようになったり、既存の項目の算定職種に公認心理師が加えられるようになったことである。2020年度改定時において、公認心理師による「小児特定疾患カウンセリング料」が新設された。2022年度の改定では、身体疾患を有する方への相談支援を行う要員として公認心理師が位置づけられた。また生殖補助医療の実施に当たり必要な医学的管理及び療養上の指導等を行った場合の生殖補助医療管理、アルコール依存症の患者に対する集団療法の実施に係る依存症集団療法、末期の悪性腫瘍の患者に対して診療方針等に関する意思決定支援を実施した場合のがん患者指導管理に公認心理師が加えられた。

これまで見てきたように、公認心理師の活動は精神医療の場から始まったが、そこだけにとどまることはなく、医療においては精神疾患以外の領域、医療以外では学校・教育、司法、産業、災害・犯罪被害に広がった。これらの幅広い領域における活動の目的は、精神疾患の改善・回復支援だけではなく、県民のメンタルヘルスの増進である。今後これまで以上に新しい領域での活動、新しい対象者への心理支援が求められるだろうし、これまで関わることが無かった他職種と連携しながら公認心理師に対する期待に応えていかなければならないだろう。

13　沖縄県精神保健福祉士協会のこれまでとこれから

沖縄県精神保健福祉士協会会長　西銘隆

当協会の歩み

まず、少し沖縄県精神保健福祉士協会（以下、当協会）の歴史に触れたい。沖縄県にて精神科ソーシャルワーカー（以下、ＰＳＷ）は、１９６２年に当協会初代会長である安里千代子氏が沖縄精和病院（現在の県立精和病院）へ配置されたのが最初である。以降、民間の精神科病院へ中心にＰＳＷが徐々に採用されていった。それでもＰＳＷは限られ、社会的な認知度も低く、何をする職種なのかと何かと現場では孤軍奮闘し苦労された時代である。その後民間の精神科病院へＰＳＷが採用された。協会活動としては、１９８３年1月に「沖縄ケースワーカー友の会」がＰＳＷ40人の有志で発足した。

１９８８年6月、全国ＰＳＷ協会の第24回全国大会が沖縄で開催された。全国大会開催の依頼を受けた当初、沖縄で全国規模の大会を開催するには時期尚早との慎重論があったという。それでも諸先輩方は、本来業務の間を縫って数年かけて準備し大会本番を迎えた。

そのかいあって県協会の活動も本格的に動き出していった時期でもあった。この全国ＰＳＷ大会に連動する形で、沖縄県精神障害者家族会連合会（通称・沖福連）が発足した。当時もう一方の当事者である家族会は各地域で活動を始めていた。その家族会が県レベルで連合体を作り上げたのである。初代会長には当協会の会員である山里八重子氏（故人）が就任した。以後山里氏は、家族会のために精力的に活動した。

１９８９年2月、沖縄県精神医学ソーシャルワーカー協会が結成され、県協会の活動も本格的に動きだしていくことになった。

その後１９９７年12月にＰＳＷの国家資格法である精神保健福祉士法が成立したのである。我々ＰＳＷにとって悲願である国家資格は、ここに至るまで難航したが、日本精神科病院協会、日本医療ソーシャルワーカー協会等、医療と福祉等の関係団体の後押しもあり成立したのであった。以降、我々ＰＳＷの精神障害者の福祉のための社会的、専門的な実践は、国家資格者として評価されるという責任を負うことになった。

法人化と沖縄県委託事業

２０１１年8月、当協会は一般社団法人として法人化に踏み切った。年々、行政や専門機関との連携が増えるようになり、専門職団体として更なる社会的な活動を担うべく、法人化を行ったのである。その後、沖縄県から委託事業の依頼があり受託するようになった。

２０１３年県より「精神障害者にも対応した地域包括ケアシステム構築推進事業（多職種合同研修会）」を受託。これは精神障害者が、地域の一員として安心した暮らしができるようにと「精神障害にも対応した地域包括システム」を構築することを目標としている。障害保健福祉圏域ごとの保健、医療、福祉の関係者に対して、精神障害者の地域移行に関する相互の理解を促進することで、さらなる市町村のケアシステムづくりを目的とした研修会である。当協会では年３回（沖縄本島、宮古、石垣）の研修を計画から研修実施までを担っている。この事業は現在も続いている。

２０１４年から２０１６年まで「長期入院精神障害者地域移行に向けた人材育成研修会」を受託した。

２０１７年沖縄県地域における医療と福祉の連携体制整備事業（コーディネーター事業）、２０１９年より「沖縄県精神障害者地域移行・地域定着支援事業（精神障害者支援の障害特性と支援技法を学ぶ研修）」をそれぞれ受託し現在に至っている。

精神障害があっても安心して生活できる地域づくりには、新たなニューロングステイの患者を生み出さないためにも重要であり、地域支援の理解のため関係機関の連携強化が必須である。これまでに培ってきた実績をもとに、今後もしっかりと役割を果たしていきたい。

以上の三つの委託事業は、当事者と医療と福祉、さらに行政の関係者がしっかり協働するための仕組みづくりのため、非常に重要な役割を持っている。精神障害者が安心して暮らしていけるよう委託事業に取り組みたい。

法人後見事業

専門職団体として重要なミッションがあるので紹介したい。我が国で、2000年から始まった成年後見制度である。その内容とは、認知症や知的障害、精神障害等による状態のため、財産管理や日常生活に支障がある人を支える制度である。弁護士や司法書士、社会福祉士がその活動の中心であったが、次第に福祉の専門職としての我々への期待も高まっていった。当協会では2008年9月に権利擁護委員会を発足させその取り組みを始めた。会員は所定の研修を終えた後に名簿登録し、その後家庭裁判所から依頼があり、受任するという流れである。

2009年9月、那覇家庭裁判所より依頼があり初の受任となった。

2013年1月には、当協会で法人後見での受任を開始した。これは法人として受任をし、正副2人の業務執行者が担当するというものである。個人で受任する場合と比べ、時間的な制約や心理的な負担を軽減するためには有効である。会員の多くは本来業務を持ち、自分の時間を利用しての活動を行っており、報酬はあるものの自己犠牲を強いられている。現在24件の法人後見を受任しているが、年々増えるニーズに当協会は十分な対応が出来ていない現状である。しかし精神障害者の権利擁護の一助になればと奮闘している。

精神保健福祉の啓発活動

当協会における重要な活動として「沖縄県精神保健福祉実践セミナー」（通称やどかりセミナー）」のことも触れておきたい。当時社会復帰活動を先駆的に実践していた埼玉県にある「やどかりの里」の谷中輝雄氏を招き、研修会を企画した。谷中氏は病院のPSWを退職後「やどかりの里」という施設を立上げ、「精神障害者が地域でごくあたり前の生活を送る」ことに根差した支援を実践した方である。当時はまだ精神障害者の福祉政策の整備が不十分な中、先駆的な取り組みであった。当初このセミナーは、障害当事者、家族、住民が理解し交流の場を提供することを目的とし、10年継続することを目標にスタートした。当初のセミナーは、精神障害分野で働く関係者の参加が多くあったが、回を重ねるにつれ当事者と家族の参加も増えていった。まさに市民を含めた研修会になっていった。1995年8月、第7回のセミナーが開催された。当事者の方9人をシンポジストに迎え、それぞれの病気や生活を語り会場も巻きこみ大いに盛り上がった。当事、精神障害者が人前で語るということ自体、とてもセンセーショナルな出来事であった。沖縄タイムスの山城紀子記者はその内容を紙面で伝え、大きな反響を呼んだ。その後セミナーは続き、1998年第10回のセミナーではアメリカより当事者を含む5人を招へいし、当事者のシンポジウムで最終回を締めくくった。関係者のみならず、精神障害者の当事者、家族を巻き込んだセミナーは、当事者と支援者がともに歩むという重要な「協働」という目的を果たせたと自負している。

その後「やどかりセミナー」に代わるもので新たな啓発活動として「精神保健福祉市民講座」を企画した。これは市民(県民)向けにメンタルヘルスの啓発を目的にして開催した。

第1回は2000年9月、那覇市にて「身近な精神保健福祉を考える」というテーマで開催された。講師に精神科医師、その後当事者2人、精神障害者家族会の会長を交え、座談会を行った。研修2日目は天久台病院において施設見学を行い、現場の雰囲気も感じてもらった。

その後毎年開催し、精神科医師による基調講演から、当事者と地域の支援者や市民を交えたシンポジウムの企画とした。また各地の市町村役場に出向き開催の趣旨を伝え、市民講座を協働するという目的で共催という形にして頂いた。

２０１２年10月には、第11回セミナーを宮古島にて開催することができた。潤沢な予算を組める団体ではないが、沖縄本島だけでなく離島でも開催したいと会員の熱い想いから開催につながった。その後、２０１８年10月、第16回セミナーが宜野湾市で開催された後、市民講座は開催出来ていない。新型コロナの影響があったものの、今後も協会活動の課題として開催を検討していきたい。

むすびにかえて
１９９３年障害者基本法が成立した。これにより精神障害者が福祉の対象として明確に位置づけられ、ようやく他の障害と平等になった。そして２００５年には、障害者自立支援法において3障害の一元化が実現した。また障害者自立支援法は２０１０年、２０１２

年に障害者の範囲が見直され、サービス利用者の対象が拡大し、２０１３年障害者総合支援法へ名称変更となった。このように精神障害者を取り巻く福祉の法制度は変遷してきた。障害があっても、住み慣れた地域で安心して生活を営む権利は誰にでもあり、その支援に我々の関与は必須である。またその他に児童思春期、認知症や依存症等の医療の他、ＤＶ、自殺対策、生活困窮対策、教育領域、矯正領域等の様々な課題があるが、精神保健福祉士は現場と地域を連携して、その専門性を発揮することが求められる。

現在、当協会には約３００人の会員が在籍している。会員の現場は多岐にわたり、精神科病院やクリニックなどの医療機関をはじめ、就労支援や生活支援等の事業所、また保健所や保護観察所、市町村役所の行政機関、学校に配置されているスクールソーシャルワーカーの配置も進んでいる。さらに刑務所にも採用されている。

今後も我々専門職として県民のメンタルヘルスの向上の一助を担える専門職団体でありたい。そのため、会員一同切磋琢磨し信頼される協会を目指していく。

14　沖縄の精神医療の歩み

沖縄県精神保健福祉会連合会会長　山田圭吾

２０２３年６月。放送禁止用語の筆頭にも位置付けられていると聞く「気違い」なる発言がなされたという。その発言の背景にはどのようなものがあったのか。

宜野湾市にあるアメリカ軍普天間基地の移設先として沖縄本島北部の名護市辺野古が選定され、滑走路やその他の施設建設のためとして海上部分の埋め立て工事が進められている。その埋め立てに使う土砂の搬出が行なわれている場所の一つである本部町塩川港の出入り口では、「辺野古新基地建設」に反対する人たちが土砂搬送トラックの前に立ちはだかったりの抗議行動が連日なされていて、「気違い」発言は、その抗議行動をしている人たちに向けられたものである。

発言したのは国の機関である沖縄防衛局の非常勤職員とのことであるが、抗議することがおかしいとか、抗議行動が危険だからとかについて注意喚起の意図があったとしても、その行動者に対して「気違い」と発したのには、「精神障がい者は危険な存在」とみなしたり、自分たちと考え方が違う人たちを侮蔑・差別・排除の対象とする考え方が意識の根底にあったものではないかと思われる。

その「気違い」発言に対する反応には、精神障がい者当事者から、またその家族からも障がい（病気）そのものへの偏見と障がい者に対する蔑視は酷いものであるとして苦しみ、悲しんできた中でさらにそれが助長されているとのことである。しかしまた、その発言が取り上げられたことには「言葉狩り」だとか「過剰反応」だとかの意見があるのもまた事実である。

「言葉」そのものの内包する意味はもちろんであるが、その「言葉」がどのような場面でどのような意味を持って発せられたかにも注意する必要があるだろうと思わされた出来事である。この事件に関しては国会でも質問がなされたが国からはまだ明確な回答はない（２０２３年6月27日現在）。

上記のような状況を見る時、精神療養者とその家族を取り巻く環境は、何がどう変わったか、あるいは何が変わってないのかを検証しなければならないだろう。そのうえで多くの医療関係者等の専門家、当事者やその家族を支えて来た人たちにとって、精神保健福祉の未来はどのような展望が描かれていくのだろうか。

１９００年に制定された「精神病者監護法」により、精神病者を「私宅監置」することが義務付けられた。病者の保護や治療、家族の負担軽減とかのためと言うよりも、治安維持を理由として、家族や地域から隔離・排除することが目的だったようである。

あまりの処遇の酷さから1950年には廃止されたものの、当時日本から切り離されていた沖縄では日本復帰の1972年まで引き継がれていたのだった。アメリカ軍による統治下にあっては沖縄県民は基本的人権が奪われ、様々な面で不合理な状況に置かれたのであるが、社会的保障はもとより、精神医療や福祉の面からも取り残されていた精神病者とその家族にとってはさらに貶められ、排除される状況に追いやられていたのである。

精神病者監護法が廃止された1950年以降でも実質的に継続されていた沖縄本島北部には1952年に建てられた「私宅監置小屋」が現存する。研究者によって戦争当時日本領土だった台湾や朝鮮までも調査がなされたのだが、すでに他のどこにも残っていないとのことであった。ただ、2019年には偶然にも宮古島で一カ所発見されたのであるが残念ながらその後取り壊されてしまっている。

その「私宅監置」に関する公文書を基に資料を探り、当事者や家族（遺族含む）、多数の関係者の協力を得て、映画「夜明け前のうた―消された沖縄の障害者」を制作した。2021年、日本各地で上映されたが、コロナ禍の中で、ごく限られた人たちだけの鑑賞機会だったので今後も各地で上映したいと願っている。自主上映にご協力いただける方はご連絡ください（お問い合わせは公益社団法人沖縄県精神保健福祉会連合会、電話098―889―4011へ）。

映画は、「私宅監置」された人たちに焦点を当て、閉じ込められた時の状況からどのような思いを抱いていたのかを想像し共感することが大切だと思われたのである。想像するというのは、閉じ込められていた本人はほとんどが故人になり、関係遺族も触れたがらない方も多く、家族の歴史や記憶や記録からも「消されて」しまったためである。それでもわずかの手がかりをたどりつつ共感や協力を受け、逆に「なぜ、いまさら！」との非難も受けたりしながらも、「監置された」一人一人の人生を何らかの記憶として残したいとの意志から完成、上映に漕ぎつけた次第である。

去る沖縄戦では24万余の犠牲者があったが、沖縄平和祈念公園にある「平和の礎」には沖縄関連の戦争犠牲者を刻銘しようとしている。毎年調査がなされ新たな発見から刻銘される人も多数ある。しかし、中には「○○の長女」とか、「○○の子」の刻銘があり、名前どころか男子か女子かさえも分からない人もいる。中には戦死した事実が分かっていても刻銘を渋る家族もあると聞く。戦死者として記録されれば援護法の対象者として援護金を支給されている。「らい予防法」が廃止された際には、国家賠償法の対象として本人とその家族も申請すれば賠償金が支給されることになっている。

ところが、同じように国策によって隔離・監置、そして排除された「私宅監置」対象者に関しては、調査さえもされず、国家賠償の話も聞かれない。それには国賠訴訟自体が、当事者でないと訴えることができないとのことらしく、不当に「私宅監置」された当事者がほとんど亡くなってしまった今では無理な話なのだろう。そのうえ遺族の方たちにとっても、自分たちの意志ではなく、法律によって「私宅監置」をせざるを得なくなった状況に追い込まれたはずの家族としては「怒りをもって」国を訴えてもいいのではないかと思うのだが、そのあたりが、「らい予防法」廃止に向けての国民世論の盛り上がりと、「精神病者」を取り巻く環境との隔たりが大きいものと思わされるのである。

2021年に沖縄県うるま市内の精神科病院で発生した新型コロナウイルスによるクラスターでは入院患者85人が死亡したという。だが、病院側はほとんど情報を出さないままで遺族とのやりとりも誠意が見られないとの声があった。ある女性は、入院していた統合失調症の母親について、「コロナに感染しました」、「治療をしています」、「亡くなりました」という程度の連絡はあったものの、どのような経過があったのかが全くしらされず、最終的に遺骨を引き渡されただけだったと憤っておられた。そのことでどのように病院側と対峙したらよいのだろうか、と相談を受けたとき「新聞社から取材依頼が来ているので受けていただきたい」と申し出たところ、「病院に対して怒りはあるけど、表には出たくない」と言う。「母親がそんな病気（統合失調症）であることを知られたくない。また、この病院に入院させたことも責められたくない」として断られた。その際に感じたのが、これが他の内科系疾患だったら、外科的な症状だったら、果たして泣き寝入りしたのだろうか、とのくやしい思いであった。

精神疾患があるとのことだけで差別され、家族からも社会からも排除されている中には20年、30年以上入院させられている人たちも多い。入院生活が長くなることによって社会性が失われ、死亡退院とか遺骨退院といわれるように死亡してからでないと病院から出られない状況の人の中には、退院できるほど症状が良くなり安定していても、家族が受け入れないとか、家族がなければ他にそれを受け入れる社会基盤がないために、結局は入院生活をせざるを得ない人もいる。そのような状況になる要素には、政府の言う「自助、共助、公助」の考え方が蔓延しているからなのだろうと思われる。「人様に迷惑をかけるな」、「自分で何とかしろ」と言われ育つ社会では「自立できなければいけない」、「そんな病気の人がいるのは家族として恥ずかしい」、「国（役所）のお世話にはなりたくない」等々のゆがんだ考えに追い込まれ、「親亡き後」を悲観した家族は日々苦しみ悲しむだけに追い込まれて行き、挙げ句には家族同士で命を絶つまでになってしまう場合もある。そのため、精神疾患やその他の障がいのある家族をできるだけ人に知られないように隠してしまう「私宅監置」が、形を変えて今でも継続されているのである。

むしろ、社会生活のためには「公助」が先にあるべきで、そのために税金を納めているはずだし、生まれて来た一人一人が人として尊重され、その尊厳を大切にされなければいけないだろう。それこそが「誰一人取り残さない」というSDGsにつながるはずだし、そのうえで地域での共助、そして一人一人の意志を尊重する自助になるべきだろうと思うのである。

精神保健福祉法なるものがあっても、医療保護の名のもとの「強制入院」が続けられ、「危険な人の隔離と収容を担っている」との考え方が医療従事者にさえもあることは、私たちの生活環境の中にそれを許している状況があるのは、冒頭の事例からも明らかであろう。そのことについては「私宅監置」、「強制入院」、「長期入院」に関しては「被害者」の身になっての問題提起ばかりでなく、「加害者」としての自分自身の生き方が問われているのだと思わされている。

そのような折、「精神病者監護法」と言う国策の下で人権を剥奪され、家族から引き離され、家族の歴史からも「消された沖縄の障害者」の存在を明らかにし、二度とこのような悲惨な歴史を繰り返さないためにも、現存する「監置小屋」を今後も保存することによって、伝えていきたいと活動を始めている。

家族会の中でも「自分たちが責められているようで苦しい」とか、地域社会でも「負の歴史遺産」として忌み嫌い、保存に反対する方々もおられる。しかし、だからこそ敢えて保存することによって、加害者側としての私たち自身と国の責任を問い、「監置された者」たちの名誉を回復するべきだとも思うのである。

限られた人生を、ともに喜びをもって生きるためには、誰と生きるのか、何をすればいいのか。その答えは目の前にあるはずなのに見ようとせず、聞こうとせず、動こうとしなかったことが現状を招いてきたことは、動こうとしなかった自分の責任として何らかの形ででも関わっていきたいものと願っている。

15　沖縄の精神医療の歩みと課題―沖縄県医師会の立場から

沖縄県医師会常任理事　稲田隆司

沖縄県医師会と沖縄の精神医療・保健との関わりは、以下のような委員会活動等にあると思われる。

かかりつけ医等心の健康対応力向上研修企画委員会

この企画は自殺予防対策の一環として精神保健福祉センターとともに、県医師会、各地区医師会、琉球大学医学部が連携して毎年行っている。受講者の要望を取り入れ講師を選定し、２００８年度にスタートした。

２００８年度の講演は「うつ病の疾病論―今日のうつ病の考え方―いわゆるニュータイプうつ病を含めて」をテーマに、防衛医科大学校精神科学講座の野村総一郎教授が講演。また、「うつ病診療編―うつ病の新たな回復モデル―治療アプローチとゴール設定について」として杏林大学保健学部精神保健学教室の田島治教授が講演した。以降毎年、主として県外からの講師を中心に講演会が開催されてきた。

振り返ってみると、アルコール問題、子どもの発達症、若年者のうつ、孤立していく現代人の援助の取り組み、産業保健、薬物問題、ネット社会のメンタルヘルス、コロナ禍の自殺予防と会員の問題意識の高まりなどが伝わってくる。これらは今も尚続く課題として医師会活動を呼びかけている。

関連して、学校保健の現場では沖縄県の委託を受け「こころのタネ　こころの健康　中学1〜3年」と題する副読本を発行した。

次世代の健康教育検討委員会の編集作業で、委員長・白井和美（沖縄県医師会理事）、班長・山本和儀（山本クリニック院長・浦添市医師会理事）、班員・勝連啓介（発達相談クリニックそえ〜る院長）、伊藤義徳、稲田政久、今枝聖子、大城めぐみの各氏である。

内容は、①ストレスとストレス反応②ストレスへの対処法③リラックス法④アサーション⑤マインドフルネス⑥セルフ・コンパッション⑦対人関係の悩みの解決方法⑧発達障がいを理解しよう⑨こころの健康障害⑩ネット・ゲーム依存⑪こころの応急手当⑫自殺・自傷行為予防⑬「相談をしよう」、と多岐にわたり総合的に子ども達の精神保健に寄与するものとなっている。

沖縄被害者支援ゆいセンター

2002年に民間の任意団体として発足し、現在は早期援助団体の認証を受け、犯罪被害者支援の様々な活動に取り組んでいる。電話相談、直接面談、医療機関、裁判所への同行支援、相談員養成講座と活発に展開している。県警察の応援も大きく、医師会も故宮城信雄前医師会長、真栄田篤彦元那覇市医師会長・元沖縄県医師会常任理事、小生と理事会に参加した。竹下小夜子医師も性被害者への取り組みに尽力している。

那覇少年鑑別所視察委員会

少年鑑別所を視察し、より良い処遇を目指す意味で医師会から委員を派遣している。

若夏学院（児童自立支援施設）

非行の子ども達に規則正しい衣食住、教育を保障し自立に伴走する施設であるが、健康管理のために精神・身体の両面の嘱託医が参加している。

沖縄県留置施設視察委員会

県内各警察署の留置施設を視察しているが、医師と県警職員による共同作業を紹介しておきたい。

「留置の流れ」という時系列表の作製である。ある時期、「被留置人と職員のストレスマネージメントを」という相談があり、職員には各々のストレスの傾聴、署全体での留置施設への声かけ、情報の共有をという提案があった。被留置人のストレスに対しては、時間と空間を定める構造化という概念が有益であろうと県担当者への示唆があった。それを受けて担当者は、いつ何が決定され、いつ空間の移動が予想されるかというシェーマをまとめた「留置の流れ」として作成、各留置所で採用された。展望が示され被留置人のストレスも軽減されたようで、現在では多言語に訳されるなど高く評価されている。

沖縄県性暴力被害者ワンストップ支援センター（仮称）検討会議、沖縄県性暴力被害者ワンストップ支援センター運営検証委員会

ワンストップ支援活動も活発である。たらい廻しではなくワンストップで性被害者支援をという性被害当事者の勇気ある署名活動、請願を受け、当時の仲井眞弘多県知事が県

議会で設立を答弁し、県庁、県立病院、医師会で準備作業を進め、幾多の課題を乗り越え令和元年にスタートした。ワンストップ支援センター医療関係者研修を計8回開催し、全国の専門家の講演等をＤＶＤに記録し県内全域の病院、関係団体に送付した。24時間、３６５日緊急対応のできる県立の支援センターは全国に誇る業績と考える。

沖縄県医師会医学会分科会

県医師会医学会の中に、精神神経科学会（会長・近藤毅琉球大学医学部精神科教授）、心身医学会（同）があり、県医師会と密接に連携し、精神医療、精神保健に取り組んでいる。

その他

ＤＶに対しても「沖縄県配偶者等からの暴力対策会議」の要請を受け、会員を派遣している。この会はＤＶの防止及び被害者の保護・支援の効果的な実施のために、関係機関が相互に情報を交換し、問題に対する認識の共有化と連携強化を図ることを目的としている。

外国人医療強化対策の一環として外国人の精神科患者の実態調査、効果的な支援のあり方に関しても取り組む予定である。

最近の動きとして、県立精和病院の移転・統合問題については、沖縄県の精神科医療政策に関わる重要な案件にもかかわらず、関係機関を交えた十分な協議がなかった背景があり、安里哲好県医師会長のリーダーシップの下、県内精神科関係団体の意見を取りまとめ連名で沖縄県知事に要望書を提出した。その後、県内精神科関係団体の代表者を加えた全県的な議論ができる検討会が整備され、県医師会からも委員（平安明常任理事）を派遣している。精神科患者さんの合併症問題、透析への体制等、新たな県立病院精神科への期待は大きく、今後の益々の発展が期待される。

おわりに

コザ児童相談所の一時保護所設立も県医師会が一部寄与した。今ではあまり語られる事もないので、記録しておきたい。仲井眞弘多氏が県知事選に立候補した２００７年、沖縄県医師連盟は推薦にあたり、仲井眞氏へ政策提言を行った。その中の１項目にコザ児童相談所の一時保護所設立を明記した。これは県医師会の理事が長く児童相談所の嘱託医を努め、職員から苦況を聞いていた事によるものである。沖縄の中部、北部の子どもたちを児童虐待から保護してもコザに保護施設がなく、那覇の中央児童相談所まで送らざるを得ず、その疲労が強いという訴えであった。なかなか歴代の県政の動きが遅く、長年の課題であった。この課題は仲井眞県政下で実現した。故宮城信雄前県医師会長が、仲井眞知事の後援会長であった状況も作用したと考えられる。

医師会は時に圧力団体と評されるが国民、県民の健康を守る良い意味の圧はあるだろう。弱肉強食の競争社会への状況にあって、医療、教育、福祉（社会的共通資本・宇沢弘文）は厳として保障されなければならない。とりわけ国民皆保険制度を守る目標の下に全国の医師は、己の主義主張を越えて一致団結している。

最後に筆者が沖縄県医師会活動を続ける中で印象深い話を記しておきたい。今は亡き稲冨洋明氏（第29・30代医師会長、精神科医、糸満晴明病院理事長）が新人の理事であった小職にこう語りかけた。理事を続けてください、他科の理事の中にあって1人でも2人でも精神科の理事がいる事で、要望をあげにくい精神科の患者さんの声を医療に反映させる事ができると。その思いで沖縄県医師会の中に精神科医のバトンのリレーをつなぎ未来に向けて精神科医療の発展に尽力し希望を持ちたい。

稿を終えるにあたり、医師会活動を日々支えている事務局の皆さんに感謝する。

16　取材者として関わって

ジャーナリスト　山城紀子

「心の輪を広げる集い」を取材したのは１９８５年のことだった。当時、私は沖縄タイムスに勤務。社会部の県政担当の記者で、生活福祉部（当時）と環境保健部（当時）を担当し、日々関連する福祉や医療などの記事を書いていた。

「集い」を取材するきっかけは、当時那覇保健所の嘱託医をされていた精神科医の島成郎さんと同保健所職員で精神衛生相談員の仲本正幸さんが来社。ぜひ、糸満市の摩文仁の平和祈念公園で開催する「心の輪を広げる集い」を取材して欲しい、という依頼を受けたことだった。精神障害者の社会復帰を支え励ますことを目的とした集まりで、患者本人を始め、家族、医療関係者、行政の担当者が総出の催し、という説明を受けたように記憶している。

糸満には支局もあり、那覇市久茂地の本社から行くにはちょっと遠いという気持ちもあったが、いったいどういう催しなのか、見てみたい気持ちもあって出かけることにした。

当日はよく晴れたいい天気で、公園には多くの人が集まっていた。ラジオ体操に始まり、パンくい競争や歌やダンスなど歌やゲームのプログラムが次々に繰り広げられた。楽しそうな声、笑顔。それをみながら私はこの催しの何が社会復帰につながるのかよく理解できず、思い切って「スタッフらしき女性」に聞いてみることにした。女性は明確に答えてくれた。「以前と違って、今はいい薬もいろいろ出ているので、病院ではかなりよくなります。でも、家に戻ると閉じこもりがちになってしまう。精神病院に入院していたという周囲の目、家族も気にする。健康な人だって家に閉じこもっていると元気をなくすはずです。だからこうしてみんなと一緒に話したり、歌ったり、ゲームをしたりしていると、気持ちが前向きになる。そこがいいんです」。私はペンを走らせながら、心底説明に納得し、保健師だろうかそれとも看護師か。あるいはソーシャルワーカーかと考えを巡らせていたのだが、私の推測はまるで見当違いだった。彼女から「私は患者です」との言葉が返ってきた。

その瞬間、私は私自身の無自覚で無意識の差別意識をハッキリ感じた。いたたまれない気持ちだった。

後年、「心の輪を広げる集い」記念誌に寄せて、と題する島医師の原稿を読んだ時、改めて「集い」の深いねらいを理解した。「集い」の名称について、最初は「心病む人の集い」というのが出て、多数の賛成で決まりかけた。ところが一人の当事者から異議が唱えられたとのこと。その人は『病んでいる人』だけの集まりでは困る。現に病んでいる人も、よくなって元気になっている人も、そして私たちを助けてくれた人も一緒になって何かする、いろんな人が心触れ合い同じ思いでつながっていくそんな心の輪を広げていくような名前をつけてくれ」と異議を唱えた。それで名称が「心の輪を広げる集い」になったそうだ。さらに当日参加者がお互いに知り合うためのネームプレートも所属名など省き、居住の市町村名だけに。参加者みんなが軽装で集うことになったのだという。

そのねらいがいかに「正しい」ものだったか。私は白衣も所属名も書いていない多くの人の中にいて、患者とスタッフの区別がわからなかったのだ。医療者が白衣を着ていたり、ネームプレートに○○病院、○○保健所などと所属名が書かれていたら、私はそれを手掛かりに取材をしたと思う。

その日、会場に来られていた医師にも少し前の痛い体験を話した。琉球大学の小椋力教授だったと記憶している。「頭から足の先まですべてが病気という病はただのひとつもありませんよ。すべての病はその人の一部です」。その言葉も決して忘れてはならないと思った。

「集い」では、患者の家族の新聞記者に対する信頼が全くと言っていいほどない、ということにも気づかされた。昼休みのランチタイムに、グループで和やかに食事をしている家族らしきグループに近づき、「沖縄タイムスの…」と名乗って声を掛けると、話し声や笑顔が消え、場の空気が変わった。申し訳なく思い、その場を離れた。

毎年、11月の精神衛生普及月間になると、新聞は判を押したように「精神障害者の社会復帰を促そう」とか「精神障害者に対する差別・偏見をなくそう」というような主旨の社説や記事を掲載していた。一方、精神障害者がメディアで大きく取り上げられるのは決まって事件だった。新聞を読む側からすると、社説や通常の啓発記事に比べてはるかに強烈で印象に残る。事件後も「(精神障害者を)野放しにするな」というような太い文字の見出しを見ることもあった。80年代の半ばまでは、使われていたと記憶している。まるでチグハグで、ダブルスタンダードだ。信頼を得るはずもない。

繰り返しになるが、「心の輪を広げる集い」の取材は、多くの気づきがあった。何より、精神医療についてあまりにも知らない、ということを知った。子どもの頃から小、中、高校、大学生活を過ごしても、そのどの時期でも学び、考えたこともなかったことにも改めて気づいた。一人の記者として事件とセットではない、「心病む」当事者の連載をやってみたいと強く思った。そのためにはまず、少しでも知ること、(声や意見、気持ちを)聞くことだと思い、精神医療関係の講演会やセミナーなどには意識的に出向くようにした。

ちょうどその頃、埼玉県大宮市で精神障害者の社会復帰施設・やどかりの里を営むと同時に、全国各地で精神障害者の社会復帰に向けた活動を続ける谷中輝雄さんを迎えての精神保健福祉実践セミナー、通称「やどかりセミナー」が毎年のように開催されていた。取材を通して私もまた当事者主体の活動、当事者主体の社会復帰ということなどを考えるようになったと思う。

80年代半ばに中間施設としてオープンした名護農園を訪ねたことも強く印象に残っている。中間施設というのは病院と家庭との中間的な場で、リハビリし、スムーズに社会復帰させる目的でつくられたものだと説明を受けた。ところが、施設長（当時）の仲地脩さんは、今回のメンバーはとっくに退院できているはずの人ばかり、と紹介した。当時の私は、とっくに退院できているはずの人が患者として入院していることについても想像を巡らせることはできず、そのわけを知りたいと思った。

朝食、昼食、夕食と何度か一緒に食事をし、農作業の休憩時間にお茶の時間を過ごし、声をかけられるようになった一人の男性に、なぜ、退院できていないのかをざっくばらんに聞いてみた。少し前に母親から手紙を受け取ったということだった。「ひょっとしたら、そろそろ退院するのではないかとお父さんが心配している」と。彼は「残念だけど、まだ退院はできそうにもない」と返事を書いたと言い、「病気になった時、両親には本当に迷惑をかけた。自分を入院させた時と違って2人とも年寄りだし。（私が）退院して帰ったら、近所の人の目も気にして苦労をさせてしまう。そんなことはできない。だから退院するとは言えない」というようなことを語ってくれた。どこが病んでいるのか。はじいている社会こそ病んでいるのではないかと痛感した瞬間だった。

1997年、当事者の意見や主張に耳を傾けよう、そして共に生きる社会を模索しようと「共生社会を拓く」の第一部として「心病んでも〜『当たりまえ』に向かって」の連載に取り組んだ。「書く」という以上に取材の対象者に対する説明に重点を置く取材になった。名前を出し、顔を出して、体験や思いを語ってもらう。家族、病、仕事、友情、社会に対する思いや希望などなど。求められたら2度、3度と取材の意図などの説明を繰り返した。連載記事の紙面のスペース、回数、当事者が名前と顔を出して新聞に出ることなどについても話し合った。本来自身の病や体験はプライベートなことで、それを語るのも語らないのも自由だと思う。しかし、精神疾患に関しては「語らない」ではなく、「語れない」という実態がある。根拠のない勝手な差別・偏見のイメージが強いためだ。それなら、あえて隠さない生き方をすることで、隠しても隠さなくてもいい自由な社会を目指すのはどうだろうかということなどを伝えた。

驚いたのはほとんどの当事者が取材を受けるという「自己決定」をしたことだった。なかには取材をする私の方がちゅうちょすることもあった。社会復帰をして安定した職を得て働いていた当事者で職場の人たちは彼が精神科に入院していたことや、勤務している当時も通院していることを知らない、ということだった。万が一を考えてちゅうちょする私に彼は病を隠して生きていくつもりはないのだと言い、記事になったことで辞めさせられるようなことになったとしても仕方がない、と語っていた。「精神を病んだことでいろいろ教えられた。家族や友人とのきずなも強くなった。精神病には恩があるので恩返しをしたい」というのが取材を受けることを決めた理由だった。

地域医療づくりに駆け回り、医療につながっていない人を医療につなげ地域に戻す、という活動を実践されていた精神科医の島成郎さんのインタビューは26年経った現在の精神医療の問題とも重なっている。「強制措置入院を国が保障している」、「入院は長期、社会復帰はできない。強制大量長期収容です」、「国の方針は、精神分裂病（当時）は治らない、社会的に役に立たない、何をするか分からない、害をなす、遺伝など、分裂病の一番悪い症例を中心に対策が立てられた。その帰結が病院収容型に進んでいったわけです」などと語っていた。

その中に、「未復員」という精神医療との関わりではほとんど聞くこともなかった言葉があった。沖縄に来る前に勤務していた東京都にある国立の精神科病院は、敷地が8万坪もあり、中にプールもあるような立派な病院だったとのこと。「戦後20年以上たっているのに戦争中から入っている患者さんがかなりいた。戦場で武装解除されて帰るはずの兵隊が、未復員のまま軍隊から病院に入り、そのまま家に帰っていない。敗戦になり、戦後の飢えの時期が過ぎ、安保闘争の時期も過ぎ、経済成長のもと、物があふれる時代になっているのに、です」

そのインタビューからさらに20年以上も経った2019年、「精神疾患旧軍人　入院者がゼロに」の2段見出しの記事を読んだ。島医師の言っていた「未復員の患者」である。記事は「日中戦争、太平洋戦争による過酷な体験で心に傷を負って精神疾患になり、戦傷病者特別措置法に基づく療養費を受給しながら入院生活を送る旧軍人・軍属がゼロとなった」と書いてあった。戦地から精神科病院へ。そして戦後70年余も病院の中だけで過ごした「未復員」と呼ばれた入院患者。「入院は長期。社会復帰はできない。強制大量長期収容」

と語った島医師の言葉が頭に浮かんだ。

閉鎖的な日本の精神医療については、今なお改善されるべき深刻な実態に対する問題が社会全体の問題として共有されていないと思う。２０２３年２月に東京都八王子の精神科病院で患者に対する虐待があったとして看護師ら５人が逮捕または書類送検された。１９８３年の「宇都宮事件」以来、日本の精神医療現場における人権侵害は世界的にも非難が向けられているにもかかわらず、今なお続いているのが現状だ。

「家族としてはね、病気なんだから医療にお願いしたら治してもらえると思っていた。でも、そうではなかった。家族が、社会が変わらないといけない。そのために本当は学校の場にも出向いていきたい。子どもたちと精神医療について語り合いたい」と語っていた沖縄県精神障害者福祉連合会の会長を務め、地域福祉を目指した山里八重子さんの言葉も忘れられない。

コロナ禍の中でも精神疾患に対する差別・偏見が明らかになった。日本精神科病院協会は２０２１年９月、精神科病院に入院中にコロナに感染が確認され、転院を要請してもできずに死亡した患者が２３５人に上ったとの調査結果を発表している。

県内ではうるま市の老年精神科の病院で、入院患者の６割に当たる１７４人がコロナに感染、71人の入院患者が亡くなっている。

人間関係の病として誰もが罹るといわれながらも、いまだに「特殊な病気」とされている。精神科特例（医師は他科の3分の1、看護師は他科の3分の2でよい、という特例）や、過去20年間で倍増している身体拘束件数（2003年度に5109件、2020年度は1万995件＝2023年10月16日琉球新報。東京新聞提供、「こちら特報部」）など、多くの深刻な実態がある。自分事として捉えられるようにメディアによる掘り起こしや議論を交わし、重ねていくことが必要だと思う。

おわりに

第2部において沖縄県内の精神科医療関連団体の代表者に、ここ10年間の歩みと課題について述べていただいた。地道な、しかし確実な進歩が具体的に示されている。関連する記録を材料にした記述ではなく、具体的に取り組んできた内容であり、関係者の苦労と喜びが直接に伝わってくる。とくに離島からの報告には、諸種の困難に対して果敢に取り組む状況が克明に述べられており、頭が下がる。それと同時に、ここには医療の原点があると思う。例えば、「医者と患者ではなく、同じ地域社会を共有する隣人であることに気付いた」と書かれている。このような状況は、沖縄本島ではもう失われてしまったのだろうか。

沖縄県におけるここ10年の歩みを具体的に見ると、精神科医療の質と量は確実に向上していると言える。コロナ感染症の集団感染など、これまで経験したことのない災害が発生した。対策として災害派遣精神医療チーム（DPAT）が結成され、県内はもとより県外でも活躍した。県外の医療に対して県民が支援したことは、本県の精神科医療史の中で初めてではないかと思う。

上記のほか、本県におけるここ10年間における進展を、執筆していただいた中から順不同で列挙してみた。①コロナ感染症に対するメンタルヘルス支援、②医療観察法による医療提供、③「スーパー救急」対策、④精神・身体合併症治療、⑤依存症デイケアとひきこもりデイケアの実施、⑥クロザピン療法の広がり、⑦緩和ケアチーム活動の活発化、⑧DV対策の前進、⑨児童・思春期患者に対する対策と人材育成、⑩離島医療に対する支援の強化、⑪新専門医制度の開始と卒後研修の充実、などが指摘できよう。ここまで書き終えて感ずることは、精神科医療における広範囲の領域において、関係者が一丸となって努力した結果がここに示されているといえる。各代表者の寄稿の図表についてはページ数の関係もあり、かなりの部分省略させていただいたことを断っておく。

約10年前の2010年代初頭までの歴史と現状について述べた第4章から第7章で、今後取り組むべき課題について指摘した事項を取り上げ、その後の状況を振り返ってみたい。我が国における精神病床数の多さ、平均在院日数の長さ、多剤併用の多さは、国際的に指摘されている。まず精神病床数は、沖縄県では5289床（2021年）で人口1000人当り2・8床であり、全国平均2・6床に比較して若干多い。欧米諸国の0・3～0・6床に比べ5～10倍多い。本県ならびに全国平均とも年々減少傾向にあるがその歩みは遅い。

精神病床における平均在院日数は、240・3日（2021年）で全国平均の275・1

日に比較して短いものの東京都192・5日、福井県217・3日、奈良県219・4日などさらに短い県がある。一方、沖縄県の場合、一般病床では15・3日、療養病床でも140・1日なので、精神科病床において著しく長いといえる。

先日、小生が診療室で書類書き作業をしている時、隣りの診察室で面接を受けていた患者が次のような発言をした声が聴こえて来て驚いた。「先生、病院に住みたいんですけど」。医師はそれに対して「できないんですよ、どうして」と答えていたが患者は、「でも先生、長く入院している人が多勢いるでしょう」。これが現実なのかと考え込んでしまった。在院日数の長さは、医療関係者のみの責任ではなく、一種の社会問題であり県民・国民を巻き込んだ対策が必要であろう。しかし、入院を引き受けているのは病院であり、改善に向けての対策のリーダーシップが病院側に求められているともいえよう。宮古病院、八重山病院における病床数の少なさがある程度に参考になろう。多剤併用については、単剤処方を目指している病院もあるが、多剤併用が続いている施設もある。多剤併用に関する国、地方自治体による統計資料は現在のところ見出せない。国際的に批判されているのであるから、その実態を明らかにし公開することが望まれている。

第6章で予防精神医療について現状と課題について述べた。予防に対する理解は徐々に広がっており、とくに再発予防に対する取り組みは地域差はあるものの進展している。訪問看護の充実はその一端である。学校・職場などにおいても一次ないし二次予防活動が展開されてきている。しかし、予防に関する関心はまだ広がっていない。

予防の定義については、少なくとも医療関係者の間ではよく知られている。図27（135ページ）に示したごとく一次予防（発生予防、発生率の減少）、二次予防（障害の期間短縮による有病率の低下）、三次予防（障害・能力低下の軽減による社会復帰の促進）の3段階がある。これらは連動した実践活動であり、医療行為のすべてが予防活動であるとも言える。このことを意識して活動に取り組んでいる者は少なくない。

いっぽう、職場の人間関係を安定的に維持したいとの無意識の願望などもあってか、慢性疾患患者に対してマンネリズム的な対応に陥りやすい傾向が一部にあるかもしれない。マンネリズム（一定の技法や形式を反復慣用し、型にはまって独創性や新鮮さを失うようになる傾向：広辞苑）に陥ることなく予防を意識し、活動に積極的に取り組むことができれば、働く者の「意欲の向上」「働きがい」「生きがい」を今以上に感ずることができよう。その結果、精神科医療はより活発化するに違いない。

沖縄県の歴史を概観すると、八重瀬町港川で発見された化石人骨は、約1万8千年前の現世人類であり、他府県の縄文時代以前となる。その後、中国・東南アジアとの交易を通した交流があり、第2次世界大戦後には米国との交流が深まった。吉田裕は「専門を超え学び続けた沖縄」（2023年）で以下のごとく述べている。「沖縄は近代以前より世界に開かれてきた。沖縄の人びとは日米沖の関係を批判的に思考するのみならず、文学が歴史、社会運動を通じ、アジアを含む世界に自らを開いてきた。私たちも学び続けることができるだろうか」。今を生きる県民は、このことをどれだけ意識しているのだろう。

第1章第7節で述べたごとく、①アジア諸国との地理的・文化的接近性、②琉球王朝時代とくに交易時代に示されたインターナショナルな精神・コミュニケーション能力・エネルギー、③世界のウチナーンチュ（沖縄人）ネットワークなど国際交流を促進するための諸状況はかなり整っていると思われる。したがって、精神科医療関係団体、あるいは個人でも国際交流を活発化させたいものだ。国際交流の活発化は、多少とも大袈裟かもしれないが「世界平和」の「維持と促進」に対してごく僅かであっても貢献できるのではないかと思う。近年、法治国家と専制国家との対立が目立つようになっているが、宇宙における太陽系の中の一惑星であるわが「地球号」に生存する人類の現在の争いを、「地球人」の他に「宇宙人」が居るとすれば、この状況をどう見ているのだろうか。

誰しも幸せ（幸福）を願う。世界幸福度報告書（国連、２０２２年）によると幸福度1位はフィンランド、2位デンマーク、3位アイスランドで、ウズベキスタン53位、日本は54位だと報じている。国内についてみると（ブランド総合研究所、２０２２年）、1位は沖縄、2位鹿児島、3位宮崎、4位静岡の各県の順となっている。沖縄県が1位であることの要因として温暖な風土、門中に支えられた血縁関係の強い絆、男は女より優れているとの意識が希薄、人情味などが関与しているかも知れない。

幸福感・人生の満足度に関する調査研究（アクタル、M、２０１５）によると、「年令・性・学歴・収入・社会的地位・知能・身体的魅力・子どもの有無など」との相関は弱く、「感謝の気持ち・楽観性・自尊感情など」との相関は強いことを明らかにしている。このことから感謝の気持ちを常に忘れず、自分を信じ自信を持ち、少々の心配事があっても落ちこまず楽観的な生き方をすることが、幸福度を高めるのに役立つことになる。沖縄県における平均寿命の順位は下がり続けているが、少なくとも幸福度は1位を守り続けたいものだ。

幸福度が増せば、病気の発生率と有病率の低下、社会復帰の促進に関して前向きに取り組めるようになろう。いずれにしても戦争のない平和で、そして健康で幸福感・人生に対する満足度の高い沖縄でありたい。

小椋　力

1981	琉球大学医学部医学科設置
1982	沖縄県精神障害者家族会結成
1983	南部保健所による「心の輪を広げる集い」開始
1985	琉球大学医学部精神神経科学講座開講
1988	共同作業所「アトリエ種子」開設（県内最初の共同作業所） アルコール専門治療病棟開設（50床、糸満晴明病院、県内最初の専門病棟）
1993	入所授産施設「キャンプグリーンヒル」開設（平和病院、わが国最初の入所授産施設）
1995	当事者活動「ふれあい工場」発足（現・ふれあいセンター）
1996	第16回日本社会精神医学会開催 （わが国で最初にシンポジウムとして「精神障害の予防」が学会で取り上げられる、宜野湾市） 日本精神障害予防研究会発足（現・日本精神保健・予防学会、宜野湾市） 精神障害者社会復帰施設「てるしのワークセンター」開設
1998	精神科救急医療システム運用開始 第94回日本精神神経学会総会開催 （会長講演「精神分裂病の予防―夢から実現可能な計画へ」、宜野湾市）
1999	第42回日本病院・地域精神医学会総会開催（宜野湾市）
2000	第6回全国精神障害者団体連合会沖縄大会開催（那覇市） 「国際精神保健シンポジウム in 沖縄」開催（那覇市）
2001	第1回日本国際精神障害予防会議開催 （わが国で最初に開かれた精神障害の予防に関する国際会議、宜野湾市） 沖縄県精神保健・医療・福祉連絡協議会発足
2005	認知行動療法を取り入れた「うつ病デイケア」開始 （沖縄県立総合精神保健福祉センター）
2006	合併症病棟設置（沖縄県立南部医療センター・こども医療センター）
2014	沖縄県精神保健福祉協会創立55年記念誌「沖縄における精神保健福祉のあゆみ」刊行
2015	沖縄司法精神医学第70回例会開催（那覇市）
2017	災害派遣精神科医療チーム（DPAT）体制開始
2018	新精神科専門医制度（日本精神神経学会など）開始
2019	コロナウイルス感染症パンデミック対応

沖縄県の精神医療に関する年表

年	事項
■戦前の精神医療（〜 1945）	
	監置・民間療法
■米軍による精神医療の導入（1945）	
1945	アメリカ軍政府 G-6-54 病院開設
	終戦
■精神医療の黎明期（1945-1960）	
1946	沖縄民政府立宜野座地区病院精神科病棟（20 床）設置
1949	沖縄民政府立沖縄精神病院（50 床）設置
1951	島医院（15 床）開設（県内最初の民間による精神病床）
1954	沖縄精神病院は琉球精神病院に改称・新築移転（70 床、現・国立病院機構琉球病院）
1958	琉球精神障害者援護協会設立（現・沖縄県精神保健福祉協会）
	田崎医院開設（20 床、現・田崎病院）
	たがみ医院開設（20 床、現・オリブ山病院）
1959	天久台精神神経科医院開設（30 床、現・天久台病院）
■「本土並み」をめざして熱く燃えた時代（1960-1972）	
1961	「協会」立沖縄精和病院開設（100 床、現・県立精和病院）
1964	日本政府による派遣医制度（12 年間）開始
1966	精神衛生実態調査実施
1967	日本精神神経学会沖縄精神科医療協力委員会設置
1968	琉球大学保健学部設置
1969	沖縄精神衛生相談所開設（現・沖縄県立総合精神保健福祉センター）
1970〜1972	私立精神病院の新設と増床
1971	那覇保健所による久米島巡回診療開始
1972	本土復帰
■地域精神医療の進展・予防精神医療の萌芽（1972 〜現在）	
1974	琉球大学保健学部附属病院に精神科病棟（25 床）設置
1975	コザ保健所断酒会発足（県内最初の断酒会）
1976	デイケア活動開始（沖縄県立精神衛生センター、県内最初のデイケア）
1977	城間医院開院（県内最初の私立精神科診療所）
1979	久米島家族会「あけぼの会」（県内最初の家族会）

著者

小椋力（おぐら・ちから）

1937年大阪市にて出生。1944年学童強制疎開にて両親の故郷鳥取県に転居。1968年鳥取大学大学院医学研究科修了。1975年鳥取大学医学部講師。1976年米国ロチェスター大学医学部留学(2年間)。1981年鳥取大学医学部助教授。1984年琉球大学教授。1998年琉球大学付属病院長(2年間)。2003年定年退職、琉球大学名誉教授、沖縄大学教授。その他、精神科病院に勤務。

主な編著書

『Recent Advances in Event-Related Brain Potential Research』（編著）Elsevier（オランダ）、1996年

『精神障害の予防』（編著）中山書店、2000年

『精神障害の予防をめぐる最近の進歩』（編著）星和書店、2002年

『沖縄の精神医療』中山書店、2015年

『写真健康論』日本評論社、2018年

その他多数

沖縄の精神医療　「ゼロ」から健康で幸福な明日へ

2024年1月15日　初版第1刷発行

著者・発行者　**小椋 力**

発売元　株式会社沖縄タイムス社

〒900-8678 沖縄県那覇市久茂地2-2-2

電話（出版コンテンツ部）098-860-3591 FAX098-860-3830

http://www.okinawatimes.co.jp

ISBN978-4-87127-713-6 C0047　Printed in Japan

印刷 有限会社でいご印刷